ÉTUDE

SUR LES

MÉTHODES DE DOSAGE

DE QUELQUES ÉLÉMENTS IMPORTANTS DE L'URINE

ET PRINCIPAUX RAPPORTS URINAIRES

PAR

Le Dr Henri MOREIGNE

Licencié ès sciences physiques de la Faculté de Paris
Pharmacien de 1re classe
Lauréat de l'École supérieure de pharmacie
(1re médaille d'or de chimie analytique)
Ancien interne en pharmacie des hôpitaux de Paris

PARIS

G. STEINHEIL, ÉDITEUR

2, RUE CASIMIR-DELAVIGNE, 2

—

1895

ÉTUDE

SUR LES

MÉTHODES DE DOSAGE

DE QUELQUES ÉLÉMENTS IMPORTANTS DE L'URINE

ET PRINCIPAUX RAPPORTS URINAIRES

PAR

Le Dʳ Henri MOREIGNE

Licencié ès sciences physiques de la Faculté de Paris
Pharmacien de 1ʳᵉ classe
Lauréat de l'École supérieure de pharmacie
(1ʳᵉ médaille d'or de chimie analytique)
Ancien interne en pharmacie des hôpitaux de Paris

PARIS

G. STEINHEIL, ÉDITEUR

2, RUE CASIMIR-DELAVIGNE, 2

—

1895

ÉTUDE
SUR LES MÉTHODES DE DOSAGE

DE

QUELQUES ÉLÉMENTS IMPORTANTS LE L'URINE

ET PRINCIPAUX RAPPORTS URINAIRES

INTRODUCTION

Dans l'étude des mutations de matières chez les êtres vivants, dans des conditions ou sous des influences déterminées, il est nécessaire de suivre les variations que subissent, dans les mêmes circonstances, les produits éliminés par les différents émonctoires de l'économie, au premier rang desquels il convient de placer les reins.

L'urine, en effet, étant comme le « grand égout collecteur » de l'organisme, renferme la plupart des déchets et des résidus de la nutrition des différents tissus ; et, si l'on songe à la complexité de composition de ces tissus, à la multiplicité des actions : oxydations, dédoublements, hydratations, etc., dont ils sont le siège, on comprend combien doivent être nombreux les éléments qui la composent.

Parmi ces corps, tous ne présentent pas le même intérêt ; il en est, comme l'azote total, l'azote uréique, les soufres, les phosphores qui acquièrent une importance particulière dans la solution de certaines questions de chimie physiologique ou pathologique.

De là, la nécessité fréquente, dans cet ordre de recherches, de procéder au dosage de ces divers corps, et tout particulièrement de ceux que nous venons d'énumérer, d'établir des rapports entre leurs valeurs respectives et de déterminer les variations auxquelles ils sont soumis.

Mais, pour qu'on soit autorisé à déduire des résultats obtenus des conclusions nettes et précises, s'étayant sur des bases sérieuses, en un mot, à l'abri de toute critique, il est nécessaire :

1° Que les conditions dans lesquelles se trouve le sujet restent les *mêmes* pendant toute la durée de l'expérience, en exceptant, bien entendu, le facteur dont il s'agit de mesurer les variations. — La composition de l'urine est, en effet, fonction de nombreuses variables : la nature de l'alimentation, la digestion, la sueur, l'exercice musculaire, le sommeil, etc., la modifient.

2° Il est utile d'être en possession de procédés de dosage alliant à la fois l'*exactitude* à la *simplicité du manuel opératoire* et à la *rapidité d'exécution*.

Il ne faut pas, ce qui arrive malheureusement trop souvent et ce qui rend discutable la valeur de beaucoup de travaux, que les erreurs inhérentes aux procédés employés aient une *amplitude supérieure* à celle des variations physiologiques ou pathologiques qu'il s'agit de mesurer. — Il est précieux, avons-nous dit, d'opérer rapidement, parce que l'on a toujours, dans un temps relativement court, un grand nombre d'analyses à exécuter portant sur des corps en général très altérables.

Dans les trois premiers chapitres de ce travail, nous avons cherché à élucider certains points relatifs au dosage de *l'azote total*, de *l'azote uréique* et *des soufres de l'urine*. Nous avons, en outre, apporté quelques *modifications* à certains appareils et imaginé un *nouvel uréomètre* qui réalise, nous le pensons, du moins, les conditions théoriques et pratiques nécessaires pour obtenir des résultats exacts et ne se rencontrant généralement pas dans la plupart des instruments analogues.

Enfin, dans le quatrième et dernier chapitre, nous avons déterminé les principaux *rapports urinaires* et montré dans quelles circonstances ils peuvent fournir des indications utiles.

Espérons que nous aurons atteint notre but.

Nous ajouterons que ce travail devait comprendre une deuxième partie : « une étude de chimie physiologique appliquée à la thérapeutique ». — Les documents que nous possédons résultent d'expériences qui ont exigé un temps considérable et nécessité un très grand nombre d'analyses.

Les déductions que nous avons pu en tirer sont intéressantes et feront l'objet d'un second mémoire. Nous regrettons que des circonstances extérieures ne nous aient pas permis de l'insérer dans notre thèse inaugurale.

Avant d'aborder notre sujet, nous sommes heureux de pouvoir offrir à nos maîtres nos remerciements bien sincères et nos hommages.

Que M. le Dr Rigal, médecin de l'hôpital Beaujon, professeur agrégé à la Faculté, le maître excellent, le clinicien distingué, dont le précieux enseignement a tant contribué à notre instruction médicale, veuille bien accepter ici tous nos remerciements et le témoignage de notre profonde reconnaissance.

Nous prions M. Le Dentu, professeur de clinique chirurgicale, membre de l'Académie de médecine, à qui nous devons, en grande partie, les connaissances chirurgicales que nous possédons, d'agréer l'hommage de notre respectueux dévouement.

Que M. le professeur A. Gautier, membre de l'Institut, membre de l'Académie de médecine, le savant éminent qui a tant contribué par ses admirables travaux à l'étude de la « Chimie de la cellule vivante », veuille bien nous permettre de lui exprimer nos remerciements les plus respectueux pour le grand honneur qu'il nous a fait en acceptant la présidence de cette thèse.

Nous n'oublions pas que c'est dans le laboratoire de M. le professeur Straus, membre de l'Académie de médecine, à la bienveillance duquel nous ne saurions trop rendre hommage, qu'il nous a été permis de nous initier aux principes de la bactériologie, sous l'habile direction de M. le Dr R. Wurtz, professeur agrégé à la Faculté.

Nous avons à cœur d'exprimer à M. C. Friedel, professeur à la Faculté des sciences, membre de l'Institut, toute notre reconnaissance pour les marques de sympathie qu'il nous a témoignées en diverses circonstances.

Nous prions enfin nos anciens maîtres de l'École supérieure de Pharmacie et, en particulier, M. le professeur Bourgoin, membre de l'Académie de médecine, dont nous avons été l'Interne, de vouloir bien agréer l'assurance de nôtre vive gratitude.

Ce travail a été fait au laboratoire de l'hôpital Bichat. — Que notre excellent ami M. M. Guerbet, docteur ès sciences, pharmacien en chef de cet hôpital, veuille bien recevoir ici nos affectueux remerciements pour avoir mis, pendant de longs mois, son laboratoire à notre entière disposition. Une familiarité de bon camarade, aidée parfois d'une franche gaieté, a contribué à rendre moins monotones ces nombreuses heures de travail, et n'a fait que fortifier davantage, si cela est possible, cette vieille amitié qui date de notre Internat à l'hôpital des Enfants-Malades.

CHAPITRE PREMIER

Dosage de l'azote total urinaire.

L'azote total urinaire représente l'ensemble des matériaux azotés de désassimilation qui s'éliminent par l'émonctoire rénal.

A ce titre, il offre un intérêt de premier ordre dans l'étude des échanges intra-organiques.

Dans ce chapitre, nous passerons successivement en revue les différentes méthodes de dosage qui ont été proposées ; mais nous nous appesantirons tout spécialement sur la *méthode de Kjeldahl modifiée par Henninger*, qui tend de plus en plus à devenir d'un usage courant dans les laboratoires de chimie physiologique et de chimie clinique.

Nous chercherons à déterminer les conditions, encore *imparfaitement connues*, dans lesquelles il faut se placer pour la rendre pratique et éviter les erreurs. A ce sujet, nous aurons non seulement à examiner en détail les différentes phases de l'opération, mais encore, nous devrons nous préoccuper des instruments dont elle nécessite l'emploi, ainsi que de l'*action des divers agents mis en œuvre*. — Nous pouvons même dire que l'étude de cette dernière question constitue la partie la plus intéressante de ce chapitre.

Les nombreux procédés de dosage de l'azote total peuvent tous être ramenés aux trois méthodes générales suivantes :

1º La *méthode de Will et Warrentrapp*, dans laquelle la décomposition de la matière azotée se fait par calcination avec de la *chaux sodée*. Elle repose sur le principe suivant : si l'on chauffe au rouge une substance organique azotée avec un hydrate alcalin, ou mieux avec de la chaux sodée, l'eau de l'alcali est décomposée, l'oxygène et le carbone forment de l'acide carbonique qui s'unit à l'alcali, tandis que l'hydrogène à l'état naissant se combine à l'azote pour donner de l'ammoniaque. L'ammoniaque dégagée est dosée, soit à l'état de *chloroplatinate d'ammoniaque* après l'avoir fait absorber par de l'acide chlorhydrique pur étendu de son volume d'eau, « procédé de Will et Warrentrapp proprement dit », soit au moyen d'une opération *alcalimétrique indirecte*, en la recevant dans un volume connu d'acide sulfurique ou oxalique titré, « modification de Péligot, ou de Voit et Seegen », et déterminant ensuite à l'aide d'une solution de soude titrée, ou d'eau de baryte également titrée, l'acide qui reste libre, afin d'en déduire celui qui a été neutralisé par l'ammoniaque et par suite aussi la quantité de cette dernière.

2° La *méthode de Dumas*, dans laquelle on dégage l'azote de la matière par calcination dans un tube à combustion avec un excès d'*oxyde de cuivre*. L'anhydride carbonique produit est absorbé par de la potasse ; on fait subir les corrections de température et de pression au volume d'azote recueilli correspondant à la prise de substance analysée.

3° La troisième méthode est celle de *Kjeldahl*. — Elle repose sur la réaction suivante : l'azote contenu dans les matières organiques est transformé en ammoniaque lorsque l'on chauffe la substance pendant quelque temps avec de l'acide sulfurique pur et concentré, additionné ou non d'un agent oxydant. Il se forme du sulfate d'ammoniaque ; l'ammoniaque est ensuite déplacée par un alcali, isolée par distillation et dosée comme dans la méthode de Will et Warrentrapp modifiée par Péligot.

Peu de temps après que Kjeldahl eut fait connaître sa

méthode, Henninger, dans une communication à la Société de biologie, en 1884, signalait une *modification* consistant, au lieu de *distiller* l'ammoniaque, à doser *volumétriquement* son azote mis en liberté par l'action des hypobromites alcalins. La réaction est la suivante : $2\,AzH^3 + 3\,NaBrO = Az^2 + NaBr + 3\,H^2O$. Nous désignerons cette modification sous le nom de *procédé ou méthode Kjeldahl-Henninger*.

Les principes sur lesquels reposent les diverses méthodes de dosage d'azote total étant connus, nous allons les passer en revue successivement. Nous nous étendrons tout particulièrement sur la méthode de Kjeldahl-Henninger, à cause du grand intérêt qu'elle présente en chimie clinique, en chimie physiologique ou en physiologie thérapeutique et de la grande extension qu'elle a prise dans ces dernières années, surtout en Allemagne.

Toutefois, comme dans quelques cas particuliers, malgré les perfectionnements qu'on lui a fait subir, cette méthode donne des résultats trop faibles, nous indiquerons une modification de la méthode de Dumas qui est d'une application absolument générale et d'une exactitude rigoureuse, mais dont la pratique longue et minutieuse exige, si j'ose ici faire cette réserve, de véritables qualités de chimiste.

A. — Méthode de Will et Warrentrapp et ses modifications.

La méthode de Will et Warrentrapp, modifiée par Péligot et par Voit et Seegen, a été employée presque exclusivement jusqu'à ces dernières années pour le dosage de l'azote total de l'urine.

Nous renverrons aux ouvrages classiques pour la description détaillée de ces divers procédés. Nous rappellerons, cependant que, dans la modification de Voit et Seegen, *spécialement affectée aux urines*, et d'exécution facile, la calcination ne se fait pas dans un tube à combustion comme dans la méthode de Will et Warrentrapp proprement dite ou modifiée par Péligot; elle a lieu dans une fiole en forme de matras d'essayeur en verre vert de 150 centimètres cubes environ de capacité et munie d'un long col fermé par un bouchon de caoutchouc percé de deux trous. L'un de ces trous livre passage à un tube de verre relié à un tube à boules de Will contenant de l'acide sulfurique titré; dans l'autre pénètre un tube de verre effilé, fermé à son extrémité supérieure et destiné à faire passer par aspiration un courant d'air dans tout l'appareil, afin d'entraîner toute trace d'ammoniaque dans l'acide sulfurique, une fois l'opération terminée.

La fiole est chauffée dans un bain de sable et le col enveloppé d'un manchon de laiton pour que la vapeur d'eau ne puisse pas se condenser.

Remarque. — D'une façon générale, on doit *éviter de faire usage* des méthodes « par la chaux sodée », car, non seulement elles ne tiennent pas compte des nitrates et des nitrites — ce qui n'a pas d'importance, puisque les traces de ces corps que peut contenir l'urine normale proviennent des aliments ingérés, — mais, chose plus grave, ne donnent que des résultats entachés souvent de 5, 10 et jusqu'à 20 p. 100 de perte, ainsi que s'en sont assurés M. le professeur A. Gautier et d'autres expérimentateurs tels que MM. Cazeneuve et Hugounencq, M. Garnier, etc.

En outre, le procédé Voit et Seegen donne moins d'azote que la calcination dans un tube étroit sur la grille à analyse ordinaire, ce qui tient à la difficulté de porter au rouge tout le contenu du ballon; il passe presque toujours, en effet, dans le liquide sulfurique des produits aromatiques qui le colorent en rose ou en rouge.

Voici quelques résultats comparatifs obtenus par MM. Cazeneuve et Hugounencq :

	PROCÉDÉ DUMAS par litre	PROCÉDÉ WILL ET WARRENTRAPP par litre
1re Urine.......	4 gr. 2 d'azote	3 gr. 2 d'azote
2e Urine........	10 gr. 2 —	8 gr. 9 —

De son côté, M. Garnier a comparé la méthode de Seegen à la méthode de Will et Warrentrapp modifiée par Péligot ; il a obtenu les résultats suivants :

	PROCÉDÉ WILL ET WARRENTRAPP (tube à combustion). par litre.	PROCÉDÉ SEEGEN par litre.
1re Urine (moyenne de deux dosages)..	3 gr. 448 d'azote	3 gr. 076 d'azote
2e Urine (moyenne de deux dosages)..	10 gr. 281 —	8 gr. 385 —

Ces chiffres prouvent surabondamment l'infériorité du procédé Seegen sur le procédé Will et Warrentrapp d'une part et, d'autre part, l'infériorité de ce dernier sur la méthode de Dumas qui est irréprochable. Ils montrent encore que l'erreur fournie par le procédé Seegen est d'autant plus prononcée que le liquide analysé contient davantage de substances azotées.

B. — Méthode de Dumas modifiée.

Nous allons décrire la modification proposée par M. A. Gautier pour rendre la méthode de Dumas *applicable aux urines :* « 5 centim. cubes d'urine exactement mesurés, additionnés de 1 centim. cube d'une solution au 1/10 d'acide oxalique, sont versés sur 10 gr. d'oxyde de cuivre qui a été très fortement calciné au préalable. On sèche le tout vingt-quatre heures dans le vide sec. On prend d'autre part un tube à analyse de 1 mètre de long qu'on ferme à un bout et courbe en crosse à fusil à 10 centim. de son extrémité fermée. On place dans cette crosse 12 gr. de chlorate de potasse fondu (ce sel ne doit pas la remplir), puis successivement d'arrière en avant : un léger tampon d'amiante, 15 centim. de long de carbonate de manganèse sec ; 15 à 20 centim. d'oxyde de cuivre ; le mélange de cet oxyde de cuivre avec celui qui a reçu les 5 centim. cubes d'urine ; une longue colonne de 30 à 35 centim. d'oxyde de cuivre neuf ; enfin, 20 centim. de cuivre réduit en *poudre*. On procède ensuite au dosage de l'azote comme dans les analyses ordinaires. On remplit d'abord le tube à combustion de gaz carbonique en chauffant le carbonate manganique, puis l'on porte tout le tube au rouge d'avant en arrière et l'on recueille les gaz qui se dégagent dans une cloche pleine de solution de potasse. A la fin, on chauffe modérément le chlorate de potasse contenu dans la crosse et l'on termine la combustion dans un courant d'oxygène produit par le chauffage de ce sel. L'excès d'oxygène est arrêté par la colonne de cuivre réduit placé en avant. » Par ce procédé, MM. A. Gautier et R. Drouin, dans leurs recherches sur l'azote des sols arables, ont obtenu d'excellents dosages d'azote total correspondant à des poids connus d'urée ou de matières albuminoïdes mélangées à 2 et 300 fois leur poids de matières inertes.

En 1888, MM. Cazeneuve et Hugounencq ont donné un procédé qui a une certaine analogie avec celui de M. A. Gautier. De même que ce savant, ils conseillent de substituer au bicarbonate de soude le *carbonate de manganèse sec* comme générateur d'acide carbonique, et cela pour les trois raisons suivantes : 1° On obtient ce sel facilement sec ; 2° sa décomposition est accusée par un changement de couleur; il se forme de l'oxyde salin de manganèse Mn^3O^4 qui est rouge brun, plus de l'acide carbonique; 3° si on cesse de chauffer, il ne réabsorbe pas d'acide carbonique, ce qui évite tout reflux de gaz vers la partie postérieure du tube.

Le bicarbonate de soude offre, au contraire, tous ces inconvénients : il est toujours humide et, par l'eau qu'il fournit, amène parfois la rupture du tube ; on ne peut pas apprécier le degré de sa décomposition et enfin il réabsorbe de l'acide carbonique si on le laisse refroidir.

Le dégagement d'une quantité de gaz carbonique pur, suffisante pour expulser du tube la totalité des autres gaz, présente un grand avantage; il évite l'intervention d'un appareil à produire le vide qui complique beaucoup l'opération, et permet la suppression du long tube vertical de la méthode de Dumas. On peut recueillir l'azote sur une cuve à mercure ordinaire, dans une éprouvette garnie de potasse; mais il est plus commode de le recueillir, soit dans l'azotomètre de Knop-Wagner, soit de préférence dans l'ingénieux appareil de M. Dupré, qui se compose simplement d'un tube divisé rodé sur le récipient à potasse et muni à chaque extrémité d'un robinet. Le gaz, après avoir traversé le liquide absorbant, vient se mesurer dans le tube divisé.

On ne commence la combustion que quand le gaz carbonique qui arrive dans le récipient à potasse, après avoir balayé le tube, est absorbé complètement.

Remarque. — La méthode de Dumas, d'une exactitude rigoureuse et d'une application générale, ainsi que nous l'avons dit, n'est malheureusement pas d'un usage courant : elle nécessite une grande habitude du laboratoire, une attention soutenue et une surveillance de tous les instants si l'on ne veut pas s'exposer à commettre des erreurs, enfin, un temps considérable, toutes conditions qu'il est difficile de mettre en œuvre en chimie physiologique, et encore moins en chimie clinique.

Nous la réserverons donc pour les cas seulement où des méthodes plus simples ne seront pas applicables, fait assez rare, mais qui pourra se produire avec certaines urines pathologiques ou médicamenteuses. Nous reviendrons sur ce point.

C. — **Méthode de Kjeldahl proprement dite.**

Le principe de la méthode a été donné précédemment; il n'y a pas lieu de l'exposer de nouveau.

Comme la méthode ordinaire de Kjeldahl ne diffère de celle de Kjeldahl-Henninger que par la *façon dont on dose l'azote du sulfate d'ammoniaque formé*; comme, d'autre part, la première partie de l'opération est absolument *identique* dans les deux cas et que nous nous proposons d'étudier tout spécialement ce dernier procédé, nous renvoyons au paragraphe suivant pour la partie du manuel opératoire concernant la combustion par l'acide sulfurique.

Supposons donc la combustion terminée et le liquide parfaitement décoloré. On décante la liqueur ammoniacale acide dans le ballon d'un appareil de Schlœsing pour le dosage de l'ammoniaque dont la capacité est d'environ 1,000 à 1,500 centim. cubes; on entraîne la totalité du produit par des lavages répétés. On verse ensuite de la *lessive de soude non carbonatée* (débarrassée de carbonate par addition à chaud d'*hydrate de baryte*, dépôt en vase clos et décantation). On ajoute la soude en quantité suffisante pour saturer l'acide sulfurique et alcaliniser franchement la liqueur, tout en évitant un trop grand excès et en prenant bien garde de ne laisser échapper de l'ammoniaque.

On réunit alors le ballon à l'appareil de Schlœsing. On procède enfin à la séparation de l'ammoniaque par distillation et à son dosage alcalimétrique en observant les prescriptions ordinaires.

Les liqueurs volumétriques employées peuvent également servir dans le procédé à la chaux sodée. On fera usage, suivant les circonstances, d'un acide normal, demi-normal ou normal décime ; on sera guidé dans ce choix par la quantité plus ou moins grande d'azote contenue dans la prise d'essai.

La séparation de l'ammoniaque se réalise assez facilement ; en général, la distillation de 30 à 40 centim. cubes d'eau suffit pour éliminer la totalité de ce corps

Lorsque le mercure a été employé comme adjuvant, on le précipite de ses combinaisons ammoniaco-mercuriques par une solution saturée de monosulfure de sodium.

Observations. — La méthode présente un inconvénient dans les soubresauts qui accompagnent l'ébullition de la liqueur alcaline et qui peuvent produire la rupture du vase. On les évite en introduisant dans le liquide quelques lamelles de zinc qui, par l'hydrogène qu'elles donnent, régularisent l'ébullition ; mais si la lessive contient de l'*acide azotique* ou autres composés oxygénés de l'azote, l'hydrogène naissant transforme leur azote en ammoniaque.

Le diamètre intérieur du serpentin à reflux, par rapport au ballon, doit être assez grand pour que les courants contraires de la vapeur ascendante et du liquide descendant y puissent coexister. Cette disposition, comme d'ailleurs l'emploi du tube en étain, a pour but d'éliminer toute erreur provenant *des alcalis que le verre abandonne à l'eau vers 100°*.

Lorsqu'on n'a pas à sa disposition de réfrigérant en étain, A. Baumann recommande de déterminer la teneur en ammoniaque du produit distillé par la méthode azotométrique, c'est-à-dire au moyen des hypobromites alcalins.

M. Jungfleisch conseille « de régler l'ébullition de façon qu'il ne distille qu'une goutte de liquide par cinq ou six secondes, ce qui fait environ une heure pour la distillation de 20 à 30 centim. cubes d'eau, non compris le dosage acidimétrique ni la mise en marche de la distillation. » On peut donc évaluer à une heure et demie au minimum le temps nécessaire à la détermination de l'ammoniaque de la liqueur acide. « Cette régularité dans la distillation n'est obtenue que si le serpentin est abrité des courants d'air susceptibles de modifier brusquement son fonctionnement ; d'ailleurs, un refroidissement rapide du serpentin pourrait causer une absorption de la solution acide titrée, accident dont on restreint les inconvénients en faisant plonger fort peu le tube à entonnoir dans cette liqueur. »

D'après les auteurs, il convient que les prises d'essai fournissent de 40 à 50 milligr. d'ammoniaque. Des poids supérieurs doivent être évités, parce que le dégagement d'une grande quantité d'ammoniaque au commencement de l'expérience peut également être la cause d'une absorption de la liqueur titrée.

Il résulte de cette observation, qu'il serait préférable, lorsqu'on dose l'ammoniaque par distillation, d'opérer seulement sur 5 centim. cubes d'urine au lieu de 10 centim. cubes, dose ordinaire ; 5 centim. cubes d'une urine contenant 25 gr. d'urée par litre, correspondent, en effet, à 50 ou 60 milligr. d'azote environ.

Remarque. — La méthode de Kjeldahl donne des résultats trop faibles avec certains corps, « dérivés azoïques, hydrazines... », leur azote n'étant pas entièrement dégagé de la molécule. Mais, nous n'avons pas en général à tenir compte de ces circonstances avec les urines normales sur lesquelles sont généralement faites les expériences de chimie physiologique ; nous devrons surtout nous en préoccuper avec certaines urines médicamenteuses. En pareil cas, on est presque toujours prévenu et alors, on doit faire usage de la *méthode de Dumas modifiée*.

D'autre part, les azotates et les azotites ne sont pas attaqués.

Nous avons dit, à propos de la méthode de Will et Warrentrapp qui présente un inconvénient semblable, que ces corps se trouvent dans l'urine normale en quantité presque insignifiante et qu'ils sont d'*origine alimentaire*, « choux, épinards, salade... ».

Ils pourraient être encore d'*origine médicamenteuse*. Mais, de toutes façons, comme ce sont des corps *préformés*, ils sont d'importance nulle dans l'étude des mutations intra-organiques azotées.

Nous ne pouvons pas établir en ce moment une comparaison entre la méthode ordinaire de Kjeldahl et cette même méthode modifiée par Henninger, puisque nous n'avons pas encore exposé cette dernière ; ce serait faire passer la charrue devant les bœufs.

Toutefois, nous ferons remarquer dès maintenant que, la première partie de l'opération (combustion par $SO^4 H^2$) étant identique dans chaque cas, si les résultats obtenus manquent de concordance, l'écart ne peut tenir qu'au *mode de dosage* de l'azote du sulfate d'ammoniaque.

Si nous la mettons en parallèle avec la méthode de Dumas, nous voyons, d'après ce qui vient d'être dit, qu'elle est d'une application moins générale que cette dernière et que, bien que d'un manuel opératoire plus *avantageux*, elle n'est pas non plus d'un usage très pratique dans les laboratoires de chimie clinique, en raison des *précautions spéciales* qu'il faut avoir soin de prendre et *du temps* qu'il faut y consacrer.

M.   2

D. — **Méthode de Kjeldahl-Henninger.**

Comme nous nous occupons ici tout spécialement du dosage de l'azote total urinaire, le mode opératoire que nous allons décrire est celui que nous avons adopté pour ce liquide.

Nous dirons ensuite quelques mots concernant l'application du procédé aux autres produits de l'organisme normaux ou pathologiques. La seule différence que nous aurons à constater, d'ailleurs, ne tient qu'à la quantité plus ou moins grande d'acide sulfurique. Ainsi, le lait et le sang exigeront un peu plus d'acide que l'urine, parce qu'ils renferment davantage de matières organiques à brûler.

I. — **Mode opératoire.** — a) Combustion de la matière par $SO^4 H^2$. — On prend un ballon en verre assez épais et bien résistant de 150 à 200 centim. cubes de capacité et ayant un col d'une douzaine de centimètres de longueur. — « Au lieu de ce ballon, on peut employer, ainsi que nous le faisons la plupart du temps pour les urines, un flacon d'Erlenmeyer de 125 à 150 centim. cubes. »

On introduit 10 centim. cubes d'urine dans le vase, puis, avec précaution, 5 centim. cubes d'acide sulfurique concentré et pur. — « Ces doses d'urine et d'acide sont généralement *indiquées* par les auteurs qui se sont occupés de cette méthode ; nous démontrerons un peu plus loin, qu'avec de telles doses ont est obligé de faire usage d'un *flacon jaugé de 100 centim. cubes* ; si l'on veut se servir d'un vase de 50 centim. cubes seulement pour recevoir la liqueur ammoniacale obtenue, il faut, ou augmenter la quantité d'urine, ou diminuer celle d'acide sulfurique. » On chauffe doucement sur un brûleur à gaz recouvert d'une taille métallique en tenant le ballon incliné. De la sorte, s'il y a quelques

gouttes de liquide projetées, dans la première partie de l'opération, elles le sont sur les parois du vase et non à l'extérieur,
ce qui occasionnerait des pertes. Il s'évapore de l'eau, puis
la masse devient noire, goudronneuse, et mousse beaucoup
par suite d'un dégagement abondant de gaz.

Cette première partie de l'opération ne dure qu'une dizaine
de minutes, mais elle réclame quelque attention.

Il est bon de tenir le ballon ou le flacon d'Erlenmeyer par
le goulot au moyen d'une pince en bois, de façon à imprimer
au liquide de fréquentes et légères secousses qui facilitent le
dégagement gazeux et empêchent, par cela même, la mousse
d'arriver jusqu'au col. Quand on a l'habitude de ces manipulations, cet inconvénient ne se présente jamais. Si l'on
avait, cependant, quelques craintes de ce côté, on pourrait
ajouter 1 ou 2 centim. cubes d'alcool.

Lorsque le dégagement gazeux a cessé, et que l'eau de
l'urine est complètement expulsée, ainsi que celle provenant
de l'action de l'acide sulfurique, l'opération, à ce moment,
ne réclame plus la même attention. On reconnaît qu'il ne
reste plus d'eau dans la liqueur acide, à la disparition des
fumées blanches denses, mélange d'acides sulfurique et sulfureux et de vapeurs d'eau.

On place sur le goulot du vase une boule de verre pédi-
culée que l'on fait soi-même; l'extrémité effilée pénètre dans
le col et maintient la boule en équilibre. — Cette sorte d'ampoule est préférable à un entonnoir terminé en biseau généralement conseillé ; car, en dehors de quelques légers inconvénients, il faut tenir compte du poids de l'entonnoir qui, en
raison de sa position, diminue la stabilité du système une fois
le vase abandonné à lui-même sur le feu. — Cette remarque
faite, on transporte le vase sur un bain de sable; on élève
progressivement la température *au voisinage du point
d'ébullition* de l'acide sulfurique, en faisant en sorte de ne

pas dépasser *une ébullition tranquille, très modérée;* on évite ainsi une évaporation trop forte d'acide qui pourrait être la cause de pertes d'azote par entraînement de sulfate d'ammoniaque.

Dans cette seconde partie de l'opération, si tout est bien conduit, les vapeurs d'acide sulfurique ne doivent pas sortir du vase ; elles arrivent dans les parties supérieures, se condensent sur les parois et sur la partie effilée de l'ampoule de verre, puis redescendent par ruissellement dans la masse liquide en entraînant les particules charbonneuses projetées pendant la formation de la mousse. On laisse l'opération se continuer seule jusqu'à décoloration complète. Ce but atteint, on retire du feu et on laisse refroidir. En dirigeant l'opération de cette façon, l'acide qui disparaît est représenté à peu près entièrement par celui qui a été transformé en acide sulfureux pendant la combustion.

Remarque. — Nous préférons le bain de sable au chauffage direct sur la grille d'un brûleur Bunsen. Avec un seul bain de sable de moyenne grandeur chauffé par un brûleur à couronne, on peut facilement, lorsque la température est réglée, conduire trois ou quatre opérations à la fois sans *grande surveillance.* De plus, il n'est pas nécessaire de faire usage de support pour maintenir le vase à combustion en équilibre ; le sable, qu'on a la précaution de relever sur les côtés à la hauteur du liquide, permet non seulement de lui donner de la stabilité, mais encore de maintenir à une température sensiblement uniforme les parties qu'il recouvre et d'activer, par cela même, l'opération.

Le flacon d'Erlenmeyer, avec sa large base, est plus stable que le ballon ; le liquide offrant partout la même épaisseur et une surface plus grande, l'ébullition est rendue plus facile, plus régulière et les soubresauts sont évités ou diminués de fréquence. Toutefois, il est d'un usage moins commode que le ballon à long col pendant l'évaporation de l'eau et la formation de la mousse. Dans cette partie de l'opération, en effet, pour éviter les pertes par projections, il est utile de le tenir incliné ; mais alors le liquide s'accumule dans l'angle et augmente d'épaisseur, ce qui réclame un peu plus de précautions de la part de l'opérateur.

Lorsque l'on doit faire le dosage de l'azote à l'état d'ammoniaque *par distillation*, on décante la liqueur acide complètement décolorée dans le ballon de l'*appareil de Schlœsing* et on opère comme nous l'avons dit précédemment, « méthode de Kjeldahl ».

Lorsqu'au contraire on se propose, comme c'est le cas ici, de doser l'azote du sulfate d'ammoniaque de la liqueur *volumétriquement* au moyen des hypobromites alcalins, « procédé Kjeldahl-Henninger », on agit de la façon suivante :

On décante dans un flacon jaugé de 100 centim. cubes (nous verrons bientôt dans quelles conditions il faut se placer pour que l'emploi d'un ballon de 50 centim. cubes soit possible) ; on lave le vase à plusieurs reprises avec quelques centimètres cubes d'eau distillée que l'on additionne chaque fois au liquide du flacon jaugé. Si l'on a la précaution de laisser couler lentement l'eau de lavage avec une pipette le long des parois du vase à combustion, pendant qu'on imprime à ce dernier un léger mouvement de rotation entre les doigts de la main gauche, on arrive facilement à obtenir un lavage parfait avec très peu d'eau. Cette remarque est surtout utile quand on emploie un flacon jaugé de 50 centim. cubes ; car, il ne faut pas oublier qu'à la liqueur acide augmentée de l'eau de lavage, il faudra encore ajouter la lessive de soude nécessaire à la saturation, soit environ 14 à 15 centim. cubes. En définitive, on aura environ 30 centim. cubes d'eau à sa disposition pour le lavage du vase.

b) Saturation de la liqueur acide. — La décantation

étant faite, on ajoute au liquide une ou deux gouttes de solution de phénolphtaléine et on procède à la saturation de l'excès d'acide sulfurique au moyen d'une solution de soude de D = 1,33.

Nous avons imaginé, dans ce but, un dispositif commode, d'une grande simplicité, très facile à faire et permettant d'effectuer la saturation *sans perte d'ammoniaque*.

Il se compose d'une part, d'un cristallisoir C rempli d'eau froide en hiver, d'eau glacée en été, et destiné à recevoir le flacon jaugé M contenant la liqueur ammoniacale acide ; d'autre part, de deux tubes A et B (fig. 1) soutenus au-dessus du cristallisoir et du vase M par un support S. Ces deux tubes sont terminés à leur extrémité inférieure par un renflement qui permet d'adapter un tube de caoutchouc de 4 à 5 centim. de longueur. A l'autre extrémité du tube de caoutchouc, on fixe un tube de verre étroit, étiré à son extrémité libre. Il suffit de placer une pince à ressort sur le caoutchouc pour obtenir une fermeture étanche ou laisser écouler goutte à goutte dans le flacon M, à sa volonté, le liquide contenu dans chaque tube de verre. En définitive, ce sont deux burettes de Mohr, avec cette différence que la graduation n'est pas nécessaire.

Le tube B est rempli d'une solution de soude caustique à 36° B. (D = 1,33), débarrassée de carbonates, autant que possible ; le tube A reçoit une solution d'acide sulfurique pur au cinquième ou au dixième.

Voici comment on opère : Pendant que de la main droite, par une légère pression sur la pince à ressort on laisse s'écouler progressivement et *lentement* la lessive de soude, on a soin de bien agiter, de la main gauche, le flacon M que l'on tient par le goulot.

Si l'addition de la solution alcaline était trop rapide, au point d'en résulter une élévation un peu prononcée de te pérature du liquide acide, malgré le bain froid dans lequel il plonge, il faudrait attendre quelques instants et laisser refroidir avant de faire une nouvelle addition de soude. Il

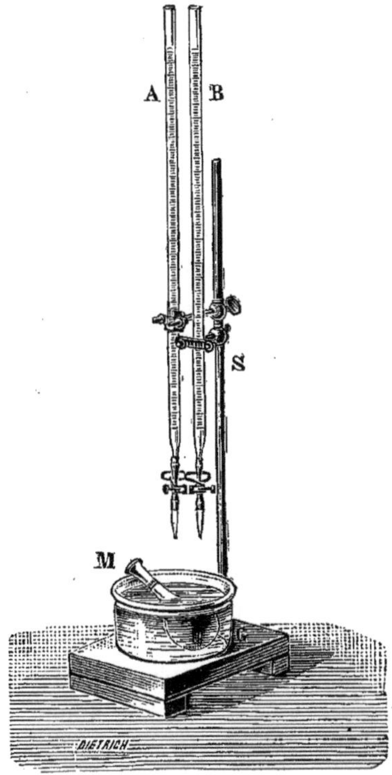

FIG. 1. — Dispositif pour la saturation de la liqueur acide.

pourrait y avoir inconvénient, en effet, à atteindre le terme de la saturation dans ces conditions.

Lorsque l'on approche de la fin, les taches rouges formées par l'arrivée des gouttes de lessive de soude mettent plus de temps à disparaître, bien que l'on agite de la même façon. C'est à ce moment qu'il faut être très prudent dans l'addition de la liqueur alcaline qui doit alors se faire goutte par goutte, et qu'il est important de laisser complètement refroidir avant d'achever la saturation.

Enfin, l'apparition d'une coloration faiblement rosée, persistante, est l'indice que la saturation est atteinte. On ajoute *immédiatement*, chose facile avec ce dispositif, une goutte ou deux de la solution d'acide sulfurique, de façon à donner à la liqueur une réaction franchement acide.

Si l'on a bien soin d'éviter l'échauffement du flacon au moment de la saturation, il n'y a pas à craindre de perte d'ammoniaque ; et d'ailleurs, il faut bien savoir que, dans un liquide refroidi, le gaz ammoniac ne s'en va pas aussi rapidement qu'on serait tenté de le supposer, surtout lorsqu'il s'agit de solutions peu concentrées comme celles auxquelles nous avons affaire.

La saturation ainsi obtenue et le liquide étant à la température du laboratoire, on achève de remplir le flacon avec de l'eau distillée jusqu'au trait de jauge : on procède ensuite à la détermination volumétrique de l'azote.

c) MESURE DU VOLUME D'AZOTE DE LA SOLUTION SALINE. — Rappelons que le principe qui sert de base à la détermination volumétrique de la quantité d'azote de la liqueur que nous venons de préparer, repose sur l'action des hypobromites alcalins en excès sur les sels ammoniacaux dont tout l'azote est mis en liberté par ce réactif et se traduit par l'équation suivante :

$$2 \, AzH^3 + 3 \, NaBrO = 2 \, Az + 3 \, NaBr + 3 \, H^2O$$

Knop, en 1860, a appliqué cette réaction au dosage de l'ammoniaque dans les engrais ; mais, c'est Henninger qui, le premier, en 1884, pensa à l'utiliser au dosage de l'azote total urinaire.

Pour mesurer exactement l'azote dégagé dans ces conditions, il est de toute nécessité de faire usage d'un bon azotomètre. Celui qui nous a servi dans nos nombreux dosages de
la « cure de raisins » est un uréomètre à mercure offrant
toutes les garanties d'exactitudes désirables. Tous les uréomètres pourraient être employés, mais il en est bien peu qui
permettent d'obtenir des résultats irréprochables. En général,
la plupart des uréomètres à eau connus doivent être complètement rejetés *comme impropres à une telle détermination.*

Nous croyons, toutefois, avoir réalisé, dans un nouvel
uréomètre ou uroazotomètre à eau que nous avons imaginé
dernièrement, les conditions exigées théoriquement et pra-
tiquement pour obtenir des résultats d'une exactitude aussi
rigoureuse que ceux fournis par l'uréomètre à mercure dont
nous avons fait usage jusqu'ici et dont nous allons nous
occuper immédiatement. Nous exposerons au chapitre suivant, en même temps que la description de ce nouvel appareil,
la preuve expérimentale de ce que nous avançons. Nous
ferons, en outre, une critique d'ensemble des différents
uréomètres.

L'uréomètre à mercure dont il vient d'être question et que
nous avons fait construire spécialement pour le dosage de
l'azote total n'est, en somme, qu'un uréomètre à mercure
d'Yvon agrandi.

Il est bien évident, en effet, que le tube d'Yvon, avec les
dimensions que lui a données son auteur, n'aurait pas une
capacité suffisante pour contenir à la fois le volume d'azote
dégagé et le liquide introduit ; le réactif et la prise de liqueur
ammoniacale atteignent déjà à eux seuls 24 à 25 centim.
cubes.

La capacité de notre uréomètre est de 60 centim. cubes
au-dessous du robinet et de 12 centim. cubes environ au-

dessus ; son diamètre intérieur est de 10 à 11 millim. Il est gradué en centimètres cubes et dixièmes de centimètre cube. La longueur de la partie inférieure du tube étant voisine de 60 centim., nécessitera une cuve à mercure *très profonde*. Comme cuve à eau, nous faisons usage d'une éprouvette de 6 à 7 centim. de diamètre et de profondeur suffisante pour y plonger entièrement la partie qui sert de générateur de gaz.

La modification que nous avons fait subir à l'instrument d'Yvon ne porte pas en réalité sur le principe qui a présidé à sa construction, puisqu'il ne s'agit que d'un simple agrandissement, mais bien sur les accessoires de cet appareil, nous voulons parler du *support de la cuve à mercure*.

Comme ce support (fig. 2) nous a rendu de grands services, qu'il est très commode, peu dispendieux, *très stable* et, par conséquent, très pratique, nous avons cru devoir en dire quelques mots. Il pourra servir, d'ailleurs, chaque fois que l'usage de la cuve à mercure sera indiqué.

Il est tout simplement constitué par une petite table en bois T, de forme carrée, de 20 à 25 centim. environ de côté et percée en son centre d'un trou de dimensions suffisantes pour l'introduction du tube en fonte C de la cuve, qui se trouve de la sorte retenu par l'évasement en bois de sa partie supérieure AB.

La table elle-même est portée par quatre pieds de hauteur convenable, soit environ 75 centimètres.

Enfin, à 2 centim. à peu près du bord de la table, nous avons fait pratiquer *une rainure a*, sorte de petite rigole de 1 centimètre et demi de profondeur. La section verticale de la table, représentée sur le côté de la figure 2, nous montre la forme de cette rigole. Elle est destinée à recueillir les globules de mercure qui s'échappent nécessairement de la cuve pendant la manœuvre de l'instrument ou sous l'influence de la moindre secousse, et qui, sans cette disposition, se répandraient à la surface du laboratoire.

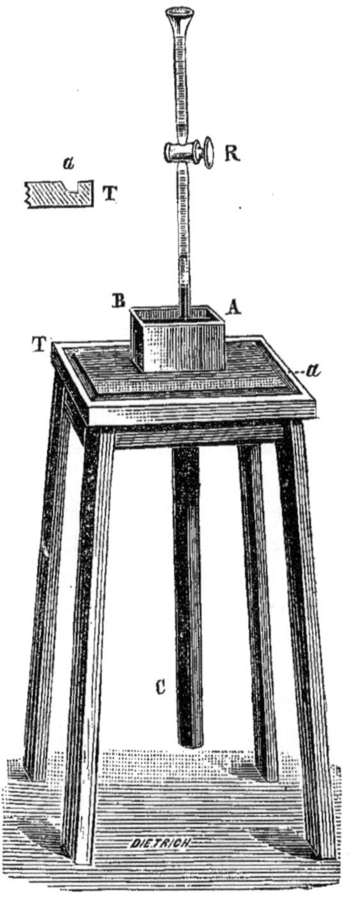

FIG. 2. — Uréomètre avec support spécial pour la cuve à mercure.

Cet accident, déjà fréquent avec un pied de fonte analogue

à celui qui supporte la cuve de l'uréomètre d'Yvon, le deviendrait davantage avec notre uréomètre dont les dimensions plus grandes nécessiteraient un pied de hauteur équivalente; — la distance du centre de gravité au point d'appui étant augmentée, la stabilité du système se trouve diminuée d'autant. — On pourrait, il est vrai, agrandir la partie évasée de la cuve, de façon à rendre la manœuvre facile; mais alors, on augmenterait la quantité de mercure dont le prix est loin d'être négligeable.

Avec cette table-support, comme les pertes ne sont pas à craindre, on peut réduire la cuve à une capacité simplement suffisante à la manœuvre du robinet et arriver, de la sorte, à n'employer que le minimum de métal. Ce n'est pas là, nous pensons, l'avantage le moins apprécié par les urologistes que nous offre cette disposition, en dehors de sa *commodité*.

Le mode de saturation et l'appareil générateur et mesureur de gaz étant décrits, exposons la façon dont on mesure le volume d'azote :

Avec une pipette à deux traits parfaitement calibrée, on prend 10 centim. cubes de la solution saline ammoniacale que l'on introduit dans l'uréomètre à la façon ordinaire.

Ces 10 centim. cubes correspondent ici à 1 centim. cube d'urine ; si l'on avait fait usage d'un flacon jaugé de 50 centim. cubes, ils représenteraient 2 centim. cubes d'urine.

La partie de l'uréomètre au-dessus du robinet est lavée, pour entraîner les dernières traces de la solution ammoniacale, avec 3 centim. cubes d'eau distillée qu'on laisse s'écouler en deux ou trois fois avec précaution le long des parois du tube au moyen d'une pipette de petites dimensions.

On ajoute 10 à 11 centim. cubes de liqueur hypobromique récente ; on retourne l'instrument deux ou trois fois sur lui-même pour mélanger les liquides ; on abandonne la réaction pendant dix à douze minutes, tout en imprimant de temps en temps quelques secousses à l'appareil. On porte sur la cuve à eau ; on attend que les températures à l'intérieur et l'extérieur de l'uréomètre deviennent uniformes ; on note la pression du moment et la température du liquide de la cuve ; on lit enfin le volume d'azote en égalisant les niveaux du liquide à l'intérieur et l'extérieur, ce dont on s'assure en plaçant l'œil dans le plan horizontal tangent à la fois aux ménisques formés dans la cuve et dans le tube mesureur. Si l'on a un peu l'habitude de ces expériences, on arrive facilement à apprécier, de cette façon, un quart de dixième de centim. cube de gaz. Ce point de l'opération étant atteint, pour évaluer la quantité d'azote, nous avons à choisir entre deux procédés :

1° Ou bien, nous ramènerons le volume que nous venons de trouver à 0° et 760 millimètres dans l'air sec, et nous en déduirons le poids d'azote.

2° Ou bien, nous procéderons par comparaison en opérant d'une part, sur une solution *titrée* d'un sel ammoniacal et, d'autre part, sur le liquide provenant du traitement de l'urine par l'acide sulfurique. Nous aurons soin, dans ce cas, de nous mettre dans les mêmes conditions d'expériences, c'est-à-dire, même température et même pression.

Remarque. — Dans l'emploi du premier procédé, l'expérience montre que les résultats obtenus sur des quantités égales d'une *même* solution ammoniacale titrée sont *identiques* entre eux (fait qui a son importance), mais sont *inférieurs* au rendement théorique.

L'azote n'est donc pas *entièrement dégagé* dans ces conditions par l'hypobromite de soude ; on n'en obtient, en effet, que les 98 ou 99 centièmes environ, suivant les circonstances ; le reste est retenu dans le milieu réagissant.

Par conséquent, le résultat en azote sera trop *faible et inexact en valeur absolue.*

Si le but que l'on poursuit exige simplement la comparaison

des résultats, — comme c'est le cas le plus fréquent dans les expériences physiologiques, — les erreurs auront peu d'importance et les déductions qui en résulteront conserveront leur valeur dans la plupart des cas.

Mais, si l'on désire, et cela est toujours préférable, obtenir des résultats exacts en valeur *absolue*, tout en conservant le mode opératoire du premier procédé, il faudra agir de la façon suivante :

On ajoutera à la solution ammoniacale, dans l'azotomètre, 1 centim. cube d'une solution de *glucose chimiquement pur* à 20 ou 25 p. 100. Dans ces conditions, l'azote est sensiblement dégagé de la liqueur en totalité. « Nous aurons l'occasion, à propos de l'urée, de nous expliquer sur le rôle joué par la glucose dans la réaction des hypobromites alcalins soit sur l'urée, soit sur les sels ammoniacaux. »

Quoi qu'il en soit de l'action de la glucose, il est encore préférable, pour avoir des résultats irréprochables, de se servir d'une solution titrée d'un sel ammoniacal, à condition de prendre les précautions que nous indiquerons plus loin. On emploiera pour faire la solution titrée, soit du sulfate d'ammoniaque pur, soit du chlorhydrate d'ammoniaque pur et de préférence ce dernier. L'usage de cette solution titrée n'exclut nullement la glucose, mais elle devient inutile.

Cette remarque faite, nous allons exposer la façon dont doivent être conduits les calculs dans les deux cas. Mais auparavant, nous donnerons la composition de la liqueur hypobromique qui nous a servi dans nos nombreux dosages.

e) Solution alcaline d'hypobromite de soude. — Voici la composition de la solution alcaline d'hypobromite de soude que nous employons pour les dosages de l'azote total des solutions ammoniacales de la méthode de Kjeldahl :

Solution de soude à 36° B. (D = 1,33)....... 100 c.c.
Eau distillée bouillie...................... 80
Brome.................................... 10

On mélange l'eau à la lessive de soude, on refroidit dans l'eau froide ou dans l'eau glacée et on ajoute le brome par petites portions en agitant et en évitant tout échauffement de la masse. On conserve cette solution au frais et à l'abri de l'air et de la lumière qui l'altèrent rapidement. Il est préférable de ne la préparer qu'au moment du besoin. Son pouvoir oxydant diminue, en effet, d'un jour à l'autre d'une façon sensible ; il y a perte d'oxygène par décomposition de l'acide hypobromeux.

Il n'est pas nécessaire d'avoir une solution d'une aussi grande concentration que pour le dosage de l'urée dont la décomposition est intimement liée à la richesse en alcali de la liqueur hypobromique. Celle que nous employons dans ce dernier cas contient sous le même volume et pour la même quantité de brome davantage de lessive de soude.

Quant à l'influence de l'état du milieu réagissant sur la quantité d'azote absorbée ou retenue, elle se manifeste dans les deux cas. Dans une série de dosages devant être comparés, il est important de se servir d'une solution toujours préparée de la même façon et d'en employer un volume à peu près identique dans chaque cas.

f) Calcul des résultats. — 1° Dans la *détermination directe* du poids d'azote (sans faire usage de liqueur titrée), on ramènera le volume obtenu à 0° et 760^{mm} dans l'air sec, en se servant de la formule classique :

$$V_0 = \frac{V_t}{(1+0,003665.t)} \times \frac{H-f}{760}$$

dans laquelle V_t représente le volume d'azote obtenu en centimètres cubes et à la température t, avec une prise d'essai correspondant à 1 centim. cube d'urine ; $H-f$ est la hauteur barométique corrigée.

Désignons par K le volume total en centimètres cubes de

l'urine pour une période de vingt-quatre heures ; soit P le poids en grammes de l'azote total de l'urine pour la même période ; nous aurons, sachant que le poids de 1 centim. cube d'azote à 0° et à la pression normale est 0 gr. 001256 :

$$P = \frac{V_t}{(1 + 0,003665.t)} \times \frac{H - f}{760} \times 0,001256 \times K$$

Si nous avons opéré sur 2 centim. cubes d'urine, ce qui est le cas général, il vient :

$$P^1 = \frac{V_t}{1 + 0,00665.t} \times \frac{H - f}{760} \times 0,001256 \times \frac{K}{2}$$

2° Si, au contraire, on détermine le poids d'azote en opérant par *comparaison sur une liqueur titrée*, on agira de la façon suivante :

On fait dissoudre 15 gr. 2422 de chlorhydrate d'ammoniaque pur dans de l'eau distillée et on porte le volume à 1,000 centim. cubes. 10 centim. cubes de cette solution contiennent 4 centigr. d'azote et dégagent environ 32 à 34 centim. cubes de ce gaz, suivant la température. Ce volume est à peu près le même que celui que produiraient 2 centim. cubes d'une urine *très concentrée*, comme on en rencontre chez les individus dont l'alimentation est riche en viande et urinant seulement 800 à 900 centim. cubes (régime sec).

Mais en général, les urines sont beaucoup plus étendues et contiennent 9 à 10 gr. d'azote par litre seulement. On additionnera alors la solution précédente de son volume d'eau distillée, ou encore, on fera un litre de solution avec 7 gr. 6211 de chlorhydrate d'ammoniaque : 10 centim. cubes renfermeront 2 centigr. d'azote. Cette même solution pourra servir pour les urines très concentrées, à condition que l'on opère sur un centimètre cube seulement (ballon jaugé de 100 cent. cubes).

Si l'on emploie le sulfate d'ammoniaque, on fait une solution contenant 18 gr. 856 de ce sel pur par litre, soit 4 centigr. d'azote pour 10 centim. cubes ; ou bien, une solution deux fois moins concentrée contenant 9 gr. 428 de sel par litre, soit 0 gr. 02 pour 10 centim. cubes.

On fera un premier dosage sur le liquide provenant du traitement de l'urine par l'acide sulfurique, puis un second sur la solution titrée du sel ammoniacal en prenant un volume tel de cette solution que l'on obtienne sensiblement le même volume d'azote que dans le premier dosage. On arrive à ce résultat en se basant, d'une part, sur le volume d'azote fourni par la liqueur urinaire et, d'autre part, sur le titre de la solution.

Nous conseillons de faire deux dosages successifs dans chaque cas ; si l'on a bien opéré, les deux résultats doivent être absolument concordants ; s'il y avait une très légère différence, n'excédant pas un dixième de centim. cube, on prendrait la moyenne. De la sorte, la précision ne peut être qu'augmentée.

Soit p le poids d'azote en grammes contenu dans la prise de la solution titrée.

» n le volume d'azote en centim. cubes correspondant à p.

» n' le volume d'azote en centim. cubes obtenu avec 10 centim. cubes de la liqueur urinaire correspondant à 1 centim. cube d'urine, par exemple.

» x le poids d'azote correspondant à ce volume n'.

(Nous supposons, bien entendu, que les conditions d'expérience n'ont pas changé.)

On a :
$$\frac{p}{x} = \frac{n}{n'}$$

D'où
$$x = p \times \frac{n'}{n}$$

Désignons, comme plus haut, par P le poids en gramme

M.   3

de l'azote total urinaire pour une période de vingt-quatre
heures, par K le volume en centim. cubes de l'urine correspondant à cette même période, on aura :

$$P = p \times \frac{n'}{n} \times K$$

Si l'opération porte sur 2 centim. cubes d'urine, il viendra :

$$P' = p \times \frac{n'}{n} \times \frac{K}{2}$$

Enfin, si l'on veut déterminer le poids d'azote par litre
d'urine, les deux formules précédentes deviendront successivement :

$$P_1 = p \times \frac{n'}{n} \times 1000 \quad \text{et} \quad P_1' = p \times \frac{n'}{n} \times 500$$

OBSERVATIONS. — Revenons maintenant sur quelques points
que nous n'avons pas suffisamment développés ou que nous
avons passés sous silence dans la description du procédé
Kjeldahl-Henninger.

I. — Nous avons dit que dans l'action des hypobromites sur
les sels ammoniacaux (sulfate ou chlorhydrate) l'azote n'est
pas entièrement dégagé de la solution.

La quantité ainsi absorbée varie sous diverses influences
et, en particulier, *avec la température, avec la pression et
avec la concentration du réactif*, toutes choses égales
d'ailleurs.

On pourrait chercher à dresser des tables de correction
donnant la quantité d'azote absorbé par une liqueur de concentration *déterminée*; mais la chose n'est pas facile à faire
avec exactitude, on le conçoit aisément, en raison du nombre
de facteurs agissant.

Il est certain que si les conditions d'expériences restent
les mêmes pendant toute la durée des dosages (mêmes volumes
de réactif et de liqueur ammoniacale, même température et
même pression), ces différents facteurs agiront dans le même

sens et produiront des erreurs identiques en *valeur absolue* mais dont la *valeur relative* (rapport entre l'azote absorbé et l'azote de l'essai) sera d'autant plus considérable que la quantité d'azote de l'essai sera plus faible. D'où l'utilité, pour que les résultats soient absolument comparables, d'opérer sur des prises capables de donner des rendements en azote à peu près semblables.

A part ces inconvénients, beaucoup moins prononcés que pour l'urée et qui disparaissent presque entièrement avec la glucose, l'évaluatien directe de l'azote a, sur la détermination au moyen des liqueurs titrées, l'avantage d'être un peu plus rapide ; car il y a double dosage à faire dans ce dernier cas, et il est évidemment moins long, avec les tables dont on dispose pour abréger les calculs, de réduire un volume de gaz à 0° et à la pression normale dans l'air sec, que de faire deux opérations à l'hypobromite. En tout cas, ce n'est là qu'un simple détail.

II. — Le grand avantage de l'emploi d'une liqueur titrée, c'est, d'abord, de rendre inutiles les indications barométriques et thermométriques ; en second lieu, c'est que les causes d'erreur résultant de l'influence de la température, de la pression, de la tension, de la vapeur d'eau, de la concentration du réactif, etc., disparaissent entièrement ou d'autant plus complètement que l'on fait plus attention à obtenir avec la quantité *connue* et la quantité *inconnue* d'ammoniaque des volumes d'azote à peu près égaux ou pas trop différents.

Cette façon d'opérer exige que la pression ne change pas d'un dosage à un autre. Il ne peut pas se produire, en effet, en un temps de si courte durée, un changement capable d'influencer le volume.

Elle exige également qu'il n'y ait pas de *variation de température*. C'est bien ainsi que les choses se passent si l'on a soin de laisser prendre la température du laboratoire à l'eau de la cuve avant de commencer les dosages.

Au sujet de la solution titrée elle-même, nous avons dit que nous préférions le chlorhydrate d'ammoniaque au sulfate, bien que le sulfate puisse être employé : — Le chlorhydrate d'ammoniaque peut s'obtenir très pur ; de plus, Frésénius a montré qu'il ne perd pas d'ammoniaque par *ébullition* de sa solution aqueuse et qu'il ne change pas de poids non plus à 100°, ou tout au moins, que la perte est insignifiante. Sa réaction doit être complètement neutre. — Il est facile d'ailleurs de vérifier son degré de pureté.

Le sulfate d'ammoniaque, au contraire, bien que pur de corps étrangers, offre rarement une réaction *neutre* par cela même qu'il perd facilement une partie de son ammoniaque, ainsi que tous les sels ammoniacaux à *acides polybasiques*, par la simple ébullition de leurs solutions aqueuses. Or, la cristallisation de ce sel par refroidissement de sa solution saturée à chaud constitue justement le moyen de le purifier.

Enfin, sa dessiccation à 100° à l'étuve lui fait également perdre de l'ammoniaque. On constate son acidité très simplement en imprégnant une pincée de ce sel d'une goutte de teinture de tournesol qui rougit alors fortement. On peut cependant obtenir du sulfate d'ammoniaque pur en prenant des précautions.

III. — Nous conseillons, pour la saturation de la liqueur acide, en présence de la phénolphtaléine, l'emploi d'une lessive de soude autant que possible *privée de carbonate*.

En voici la raison : les lessives alcalines ordinaires du commerce contiennent toujours une quantité considérable de carbonates alcalins dont la proportion varie d'une lessive à une autre. Or, au fur et à mesure que l'on ajoute à la liqueur acide une telle solution alcaline, l'acide carbonique des carbonates est mis en liberté par l'acide sulfurique ; une bonne partie reste en dissolution dans la liqueur *refroidie*, l'autre partie se dégage. On conçoit qu'il arrive un moment où tout l'acide sulfurique se trouvant saturé, la phénolphtaléine ne soit pas rougie par l'addition d'une nouvelle quantité de lessive, grâce à l'acide carbonique en dissolution qui, d'un côté, décolore la phénolphtaléine et de l'autre forme des carbonates puis des bicarbonates. Il en est ainsi tant que l'acide carbonique n'est pas entré entièrement en combinaison à l'état de *bicarbonate*. A ce moment, une nouvelle addition de liqueur alcaline rougira la phénolphtaléine en mettant en liberté une quantité correspondante d'ammoniaque. Si l'on ajoute alors une goutte d'acide sulfurique au cinquième, on produit la décoloration. Mais, dans ces conditions, si l'on a ajouté *très peu* d'acide sulfurique, la liqueur, bien que décolorée, peut devoir son acidité à l'acide carbonique des bicarbonates que l'addition de la petite quantité d'acide sulfurique faite en dernier lieu n'a pas suffi à décomposer entièrement et qui a néanmoins mis en liberté une certaine quantité de CO_2. — C'est là un fait qui n'entraînera pas de perte d'ammoniaque si l'on agit avec précaution, mais qui est néanmoins gênant par le dégagement abondant de gaz pendant la saturation.

Nous avons fait cette observation (bien qu'elle ne présente pas un grand intérêt), parce que l'occasion s'en est présentée et qu'en y remédiant on rend l'opération plus facile et plus nette.

L'emploi d'une soude contenant peu de carbonates trouve surtout son utilité dans la préparation de la liqueur hypobromique destinée au dosage de l'azote uréique. La richesse en alcali de ce réactif a, en effet, une certaine importance au point de vue de la décomposition de l'urée et de l'absorption de l'acide carbonique qui en résulte.

IV. — Nous avons fait remarquer plus haut que certaines urines concentrées fournissaient, par centimètre cube, à peu près autant d'azote que 2 centim. cubes d'urines ordinaires. Avec de telles urines, il ne sera pas absolument nécessaire de faire porter chaque dosage sur 2 centim. cubes, et l'emploi d'un ballon jaugé de 100 centim. cubes sera tout indiqué.

Mais, d'une façon générale, dans le but de diminuer les erreurs, il y a avantage à opérer sur le plus grand volume possible.

Comment se fait-il que dans la description de notre mode opératoire, nous n'ayons pas employé un flacon de 50 centim. cubes, de façon à agir sur 2 centim. cubes d'urine tout en prenant le même volume de liqueur urinaire ?

Si les conditions dans lesquelles il faut se placer n'ont pas été indiquées immédiatement, c'est que tous les opérateurs qui se sont occupés jusqu'ici de la question ont fait la combustion avec 10 centim. cubes d'urine et 5 centim. cubes d'acide sulfurique concentré, et que nous avons cru devoir exposer la méthode avec les mêmes quantités de substances, nous réservant de revenir sur ce point, pour mieux faire ressortir l'*impossibilité expérimentale* qu'il y a à étendre à 50 centim. cubes la liqueur acide provenant d'un tel traitement.

L'expérience permet, en effet, de constater que chaque fois que l'on essaye de faire la saturation d'une pareille liqueur, il y a *cristallisation* d'une grande quantité de *sulfate de soude* ; il n'est plus possible, dans ces conditions, de faire des prises exactes et de les introduire dans l'uréomètre. Le phénomène se produit quelle que soit la concentration de l'urine qui a été l'objet de la combustion.

Nous pourrions nous borner à signaler le fait et indiquer le moyen d'y remédier ; mais on peut aller plus loin et montrer en quelque sorte théoriquement que les choses doivent bien se passer ainsi.

Si nous connaissions la quantité de sulfate de soude qui prend naissance, sachant, d'autre part, le coefficient de solubilité de ce sel aux différentes températures, il nous serait facile d'en déduire le volume de liquide nécessaire pour le dissoudre entièrement. Nous pourrions, en outre, par différence, évaluer approximativement la quantité d'acide sulfurique détruit pendant la combustion.

Or, nous avons remarqué qu'il faut en moyenne 14 à 15 centim. cubes de solution de soude (D = 1,33) pour saturer entièrement l'acide libre. D'autre part, la quantité d'acide sulfurique à l'état de sulfate d'ammoniaque est très faible et peut être évaluée à 50 centigr. tout au plus pour les 10 centim. cubes d'urine, ce qui correspond à 17 ou 18 centigr. d'ammoniaque, ou encore, en exprimant en urée, à 30 ou 31 grammes d'urée par litre d'urine.

5 centim. cubes de $SO^4 H^2$ de D = 1,84 correspondent à :

$$1,84 \times 5 = 9 \text{ gr. } 2 \text{ de } SO^4 H^2$$

La lessive de soude employée pour saturer la liqueur contenant 30 p. 100 de soude hydratée (D = 1, 33), par un calcul très simple, on trouve que les 14 ou 15 centim. cubes, soit $14^{cc}5$, nécessaires à la saturation complète, exigent une quantité d'acide sulfurique $SO^4 H^2$ égale à 7 gr. 13 environ.

Par conséquent, l'acide sulfurique détruit pendant la combustion ou entré en combinaison est égal à :

$$9 \text{ gr. } 2 - 7 \text{ gr. } 13 = 2 \text{ gr. } 07$$

Celui qui aura disparu sera :

$$(9,2 - 0,50) - 7,13 = 1 \text{ gr. } 57.$$

Or, 7 gr. 10 d'acide sulfurique correspondant à 10 gr. 3 de sulfate de soude anhydre, ou à une quantité de sulfate de soude à 10 équivalents d'eau égale à :

$$\frac{161}{71} \times 10{,}3 = 23\,\text{gr}.\,35\ (SO^4N^2a + 10\,H^2O)$$

(C'est le sel à 10 équivalents qui cristallise dans la liqueur.)

Voici quelques points de sa solubilité dans l'eau à diverses températures, donnés par les auteurs :

100 centim. cubes dissolvent à	0°	.....	12 gr. 16.
—	—	12°	26 gr. 5.
—	—	15°	36 gr.
—	—	25°	99 gr.

Nous savons que cette solubilité — et les chiffres précédents nous l'apprennent — n'est pas proportionnelle à la température, surtout à partir de 15° ou 16°, qu'elle augmente beaucoup plus rapidement jusqu'à 33° environ pour redescendre ensuite. Néanmoins, en nous basant sur la moyenne de deux points voisins, nous pouvons intercaler d'autres chiffres sans crainte de nous éloigner sensiblement de la réalité et sans être obligé de faire usage de la courbe.

On peut considérer comme à peu près exacts les nombres suivants :

100 c. c. d'eau dissolvent à	0° environ		12 gr. 16 de sel	
—	—	5° —	18 à 19 gr.	—
—	—	8° --	22 gr.	—
—	—	10° —	24 gr.	—
—	—	12° —	26 gr. 5	—
—	—	15° —	36 gr.	—

Avec un flacon jaugé de 100 centim. cubes il faudrait donc une température au moins égale à 8° ou 10° pour que le sulfate de soude formé dans la liqueur ne cristallisât pas.

Or, la température d'un laboratoire est généralement supérieure à 10°, même en hiver. On pourrait objecter, il est vrai, que si l'on refroidit pendant la saturation avec un bain glacé, la température de la liqueur ammoniacale peut descendre au-dessous de 10°. Ce n'est pas ainsi que les choses se passent ordinairement. Malgré le refroidissement du flacon, la liqueur est toujours à une température supérieure à celle du bain froid par suite de la chaleur développée par l'action de la soude sur l'acide sulfurique. Et si, aussitôt la saturation achevée, on retire le flacon du bain pour le laisser à la température du laboratoire, la cristallisation n'a pas lieu. Mais, si on le laisse séjourner et refroidir complètement dans le bain glacé, il n'est pas rare, dans ces conditions, de voir la cristallisation se produire, même dans un flacon de 100 centim. cubes.

Ce qui précède nous démontre nettement l'impossibilité d'étendre à *50 centim. cubes* seulement la liqueur résultant du traitement de 10 centim. cubes d'urine par 5 centim. cubes d'acide sulfurique. Il devient alors difficile de s'expliquer comment la plupart des auteurs, parmi lesquels Henninger lui-même, M. Denigès, M. Petit, etc., ont put conseiller l'emploi d'un flacon de 50 centim. cubes !

Cependant, comme il y a intérêt, dans un but de plus grande précision, à dégager dans chaque dosage l'azote de 2 centim. cubes d'urine et même de 4 centim. cubes pour les urines très étendues (urines des polyuriques), nous avons cherché à déterminer expérimentalement les conditions à remplir pour l'emploi d'un flacon jaugé de 50 centim. cubes.

V. — Deux moyens se présentent à notre esprit immédiatement : 1° Si nous diminuons la quantité d'acide, — le volume d'urine restant le même et, par conséquent, la quantité d'acide décomposé ou employé dans la combustion restant également la même, — l'acidité de la liqueur sera moindre et moindre aussi la quantité de sulfate de soude. 2° Inversement, si nous augmentons le volume d'urine, la quantité d'acide sulfurique restant la même, la combustion emploiera une plus grande quantité d'acide et il en restera moins à saturer.

Il faut vérifier maintenant, par l'expérience, si l'on peut obtenir, en agissant ainsi, les mêmes rendements en azote ; en d'autres termes, si les résultats ne sont pas influencés.

Nous avons fait les trois essais suivants sur la même urine :

DÉSIGNA-TION des opéra-tions	Quantité d'urine	Q ntité de SO^4H^2	VOLUME d'azote corres-pondant à 1^{cc} d'urine (Vt)	Hauteur baro-métrique corrigée (H—f)	TEMPÉ-RATURE t	VOLUME d'azote à 0° et 760^{mm} dans l'air sec (V$_o$)	DURÉE de la combustion après élimi-nation de l'eau
	cc	cc	cc	°	°	cc	
I........	10	5	16,7	742,7	12	15,61	3 heures.
II........	20	5	16,4	744,8	7,5	15,64	2^h à 2^h ½
III......	10	3,5	16,9	751,9	4,5	15,57	3^h ½ à 4^h

Les volumes d'azote correspondent à 1 centim. cube d'urine et on a fait usage d'un flacon de 100 centim. cubes.

Les résultats consignés dans ce tableau nous montrent clairement que les quantités d'acide sulfurique concentré employées pour la combustion dans les trois opérations ont largement suffi, puisqu'ils sont à peu près identiques. Les résultats extrêmes, en effet, ne diffèrent même pas d'un dixième de centimètre cube.

D'autre part, nous avons mesuré à 1 centim. cube près le volume de solution de soude (D = 1, 33) qu'il a fallu employer dans chaque cas pour la saturation de la liqueur acide. Nous avons constaté que ces volumes de solution de soude corres-pondaient sensiblement à ceux calculés théoriquement d'après les données précédentes, c'est-à-dire en estimant à 2 gr. ou 2 gr. 10 la perte en SO^4H^2 pour une combustion de 10 centim. cubes d'urine.

Les quantités de sulfate de soude cristallisé (SO^4Na^2

$+ 10H^2O$) sont: pour la deuxième opération de 15 gr. à 15 gr. 5 et pour la troisième d'une douzaine de grammes. Nous sommes déjà renseignés sur la première.

Avec 4 centim. cubes d'acide sulfurique et 10 centim. cubes d'urine, on obtient théoriquement environ 17 grammes de sulfate de soude cristallisé.

Par conséquent, si nous envisageons la quantité de sulfate de soude cristallisé pouvant se dissoudre dans 50 centim. cubes d'eau, nous voyons que l'emploi d'un flacon jaugé de 50 centim. cubes sera forcément exclu dans la première opération (nous l'avons constaté plus haut), admissible dans la deuxième à condition que la température du milieu ambiant soit de 13° à 14°, et admissible aussi dans la troisième pourvu que la température soit de 9° à 10°. — Avec 4 centim. cubes d'acide sulfurique, une température de 14° à 15° environ serait nécessaire.

En général, la température moyenne d'un laboratoire n'est pas trop inférieure à 15° même en hiver.

Du moment qu'avec 4 centim. cubes et même 3 centim. cubes et demi d'acide sulfurique et 10 centim. cubes d'*urine normale* on obtient des résultats exacts, on pourra donc étendre la liqueur urinaire saturée à 50 centim. cubes seulement, et faire réagir l'hypobromite de soude sur une prise de 10 centim. cubes correspondant à 2 centim. cubes d'urine.

Il serait encore plus simple et aussi plus *avantageux* pour plusieurs raisons d'opérer sur 20 *centim. cubes d'urine* avec 5 *centim. cubes* SO^4H^2. On se servirait soit d'un flacon de 100 centim. cubes, ce qui permettrait de recueillir l'azote de 2 centim. cubes d'urine, soit d'un flacon de 50 centim. cubes lorsque la température serait suffisante, et on dégagerait alors l'azote de 4 centim. cubes d'urine. Cette circonstance serait surtout appréciée dans le dosage de l'azote *total d'urines très diluées* (urines des polyuriques) et qui, par le fait de leur dilution, contiennent peu d'urée dans un volume donné, toutes choses égales d'ailleurs.

On arrive ainsi au *curieux résultat suivant* :

Une opération de Kjeldahl-Henninger faite avec 5 centim. cubes de SO^4H^2 (quantité généralement employée) et 20 centim. cubes d'urine (volume double de celui indiqué) permet d'introduire dans l'azotomètre, *après saturation complète*, des prises correspondant à 2 centim. cubes ou 4 centim. cubes d'urine suivant le vase jaugé employé, tandis qu'avec la même quantité d'acide et un volume d'urine égal à 10 centim. cubes, on ne peut recueillir que l'azote de 1 centim. cube d'urine.

Ce tableau nous montre, en outre, que la durée de la combustion pour chaque essai, exacte à un quart d'heure près, est variable d'une opération à l'autre, mais que pour la deuxième opération elle est manifestement inférieure à celles exigées par la première et la troisième, bien que la quantité de matières à brûler soit deux fois plus grande dans la deuxième que dans les autres. Il semblerait que c'est le contraire qui eût dû se produire ; il est probable, en effet, que les choses se fussent passées de la sorte si les conditions de température eussent été les mêmes. Dans la deuxième opération la chaleur a été poussée beaucoup plus activement que dans la première, et probablement aussi (sans que nous puissions l'affirmer toutefois), plus que dans la troisième.

Notons, en passant, que nous avons opéré ici sur une urine très concentrée et très riche en urée et autres matériaux organiques, et que, du moment que 5 centim. cubes de $SO^4 H^2$ ont pu achever la combustion de 20 centim. cubes d'une telle urine, à plus forte raison cette dose sera-t-elle suffisante lorsqu'il s'agira d'urines plus étendues.

Quoi qu'il eu soit, il ressort de cette étude :

1° Que la *durée d'une opération*, une fois l'eau éliminée,

est *surtout en rapport avec la chaleur* fournie au mélange acide dans un temps donné, et qu'elle peut même varier du simple au double.

2° Que la proportion généralement acceptée de 5 centim. cubes de $SO^4 H^2$ et 10 centim. cubes d'urine n'est pas absolument nécessaire à la bonne exécution d'une opération, et que ce rapport peut être diminué avantageusement dans certaines circonstances afin de permettre de dégager chaque fois l'azote d'un plus grand volume d'urine, tout en évitant la cristallisation du sulfate de soude.

Remarque. — Nous avons dit, il y a un instant, que la plupart des expérimentateurs qui ont fait usage de cette méthode, bien qu'ayant employé les doses ordinaires que nous avons indiquées, ne signalent pas les inconvénients dus à la cristallisation du sulfate de soude. Je citerai Henninger qui, le premier, a donné le principe de la méthode (*Soc. biol.*, 1884); et cependant, il saturait complètement l'acide libre par une lessive de soude.

MM. Petit et Monfet, qui se sont occupés de cette méthode, ne parlent pas non plus de la cristallisation de ce sel. Mais, fait beaucoup plus grave et sur lequel nous aurons l'occasion de revenir, ces auteurs conseillent l'emploi du mercure pour activer la combustion.

Quant à M. Denigès, de Bordeaux, tout en signalant la possibilité de la cristallisation avec une quantité trop forte de $SO^4 H^2$, il emploie néanmoins les doses ordinaires d'acide et d'urine et ne dit pas être gêné par le dépôt de sulfate de soude. Il faudrait alors admettre, ou que la température de son laboratoire est assez élevée pour éviter cette cristallisation (il faudrait 18° à 20°), ce qui n'aurait rien de surprenant à certaines époques de l'année, vu la situation de la région, — ou qu'une partie de l'acide sulfurique est employée à brûler l'alcool (1 à 2 centim. cubes) qu'il conseille d'ajouter à l'opération dans le but de faire tomber la mousse, lorsqu'elle se forme en trop grande abondance. Mais, quand il n'y aura pas eu addition d'alcool, M. Denigès ne dit pas qu'on sera obligé de faire usage d'un flacon de 100 centim. cubes.

Enfin, M. Bayrac fait remarquer, à propos des indications données par Henninger, qu'il peut se produire des pertes d'ammoniaque pendant la saturation. C'est assurément mon avis, si l'on se contente d'opérer, comme on le fait *communément*, dans la saturation d'une liqueur acide quelconque, c'est-à-dire, par des additions successives et sans précautions d'une lessive de soude. Avec le dispositif que nous avons indiqué, il n'y a absolument aucune perte à redouter.

M. Bayrac signale bien la cristallisation qui doit se produire d'après le mode opératoire d'Henninger. Mais en fait de remède, il se contente de ne pas saturer du tout : il introduit directement la prise d'essai faite sur la solution acide, telle qu'elle résulte de la combustion et préalablement étendue à 50 centim. cubes, dans l'uréomètre à mercure où il procède à la saturation avec un excès de lessive de soude.

Il y a inconvénient à agir de la sorte : sous l'influence de la réaction chimique, il se produit dans l'uréomètre une élévation subite de température qui peut atteindre, ainsi que nous l'avons constaté, 50° à 52° et dont on est obligé de tenir compte. Non seulement il peut y avoir rupture de l'instrument à la hauteur du robinet, ce qui ne serait qu'un détail, mais les gaz en dissolution dans le milieu réagissant se dégagent en presque totalité. De plus, si l'on ajoute immédiatement la solution hypobromique, de l'oxygène peut prendre naissance.

Nous savons, en effet, que vers 60° ou 70° l'hypobromite de soude dégage une quantité très appréciable d'oxygène. Ainsi dans le dosage de l'urée par « le procédé Salkowski », où l'on chauffe vers 60° ou 70° pour achever la réaction, on est obligé d'absorber l'oxygène à la fin de l'opération au moyen du pyrogallate de potasse.

Pour éviter cet inconvénient, il eût fallu qu'il laissât refroidir l'uréomètre avant l'addition du réactif, ce qui aurait demandé du temps, et en tout cas, il n'en est pas question. Il est donc admissible de croire qu'il devait y avoir une certaine quantité de gaz étranger mélangé à l'azote.

D'autre part, comme il recommande de procéder à la détermination du volume d'azote par comparaison avec une liqueur titrée de sel ammoniacal, il importe, pour que la comparaison soit possible, que les deux termes à comparer se trouvent dans les mêmes conditions. Or, il est bien évident que le dosage fait sur la solution titrée du sel ammoniacal qui est neutre et à la température ordinaire, se trouvera dans des conditions différentes de celles qui résulteront du dosage fait sur la liqueur urinaire dont la température et l'*alcalinité* ne sont pas les mêmes ; et nous savons que l'état physique du milieu réagissant a une influence sur le dégagement de l'azote.

Enfin, la saturation directe de la liqueur acide dans l'uréomètre par un excès de soude *exclut nécessairement l'emploi des uréomètres à eau* ; car l'ammoniaque se dégageant en partie, viendrait se dissoudre dans l'eau de la cuve et échapperait ainsi à l'action de l'hypobromite de soude.

Nota. — Peut-être trouvera-t-on que nous avons décrit un péu longuement le mode opératoire de cette méthode, ainsi que les observations auxquelles il donne lieu. Nous ne croyons pas que ce soit là un reproche ; nous avons toujours pensé, — et beaucoup partagent notre opinion, nous en avons la conviction, — que, pour la bonne exécution d'une opération, il ne faut négliger aucun détail et, qu'en définitive, les meilleurs procédés et les instruments les plus précis *ne valent que par l'opérateur.*

Influence des divers agents mis en œuvre dans la méthode de Kjeldahl-Henninger sur la marche de l'opération.

1° **Acide sulfurique.** — Nous avons eu l'occasion précédemment d'examiner le rôle de l'acide sulfurique. Nous avons constaté que la quantité n'a pas d'influence sur l'exactitude des résultats, à condition qu'il y en ait suffisamment pour que la combustion se fasse ; mais, qu'il y a intérêt à ne pas dépasser une certaine limite maxima, en raison des inconvénients produits par la *cristallisation* de sulfate de soude dans la liqueur saturée.

Quelques auteurs, dans le but d'activer la combustion, ont proposé de substituer à l'acide sulfurique pur et concentré, les uns de l'*acide sulfurique fumant* ; d'autres, un mélange d'une partie d'*anhydride sulfurique*, produit aujourd'hui commercial, et de trois parties d'*acide concentré* ; d'autres enfin, un mélange contenant vingt parties d'*anhydride phosphorique* pour cent d'*acide sulfurique concentré*.

Ce dernier mélange a l'inconvénient *d'attaquer* fortement les ballons et de les rendre inserviables au bout de peu de temps. Quant à l'acide sulfurique fumant, il est assez difficile de l'avoir pur de sels ammoniacaux, dans le commerce.

Avec ces mélanges acides, dont le but est d'augmenter, sous le même volume, la *richesse en acide sulfurique*, on ne fait qu'accentuer les inconvénients dus à la cristallisation de sulfate de soude. Avec l'urine, cette considération concernant la richesse en anhydride sulfurique perd une grande partie de sa valeur ; en ajoutant, en effet, le réactif acide à la prise d'essai, il y a forcément dilution, et la seule modification qui résulte de ce chef porte donc uniquement sur la quantité d'eau à évaporer qui est un peu moindre dans le cas d'un acide plus concentré. Or, comme cette partie de l'opé-

ration se fait très facilement, l'avantage que l'on trouverait
à agir de la sorte serait véritablement illusoire et ne com-
penserait pas les inconvénients que l'on serait exposé à
rencontrer dans l'emploi de ces mélanges acides qui ne sont,
d'ailleurs, pas *nécessaires*.

2° **Influence de la chaleur.** — Nous avons vu plus haut
que la chaleur active l'opération et peut en réduire la durée
de moitié, dans certaines circonstances.

3° **Saturation de la liqueur acide.** — Les pertes d'ammoniaque sont évitées facilement par le dispositif que nous avons
indiqué.

4° **Influence de l'état de la solution alcaline d'hypobromite de soude sur le dégagement d'azote.** — Nous avons
dit quelques mots sur ce point, et nous aurons l'occasion d'y
revenir à propos de l'urée; nous serons donc très bref ici.
Nous ferons remarquer simplement, qu'il est utile d'employer
une liqueur hypobromique récente, toujours *préparée de la
même façon*, d'en faire agir constamment la *même quantité*
sur un volume *toujours le même* également de liqueur
ammoniacale, de façon à obtenir un milieu réagissant de
même état dans tous les dosages dont les résultats doivent
être comparés. Nous faisons surtout allusion au dégagement
incomplet de l'azote, dont une partie est retenue dans le
milieu réagissant par des causes de nature diverse (température, pression, etc.).

5° **Influence de l'uroazotomètre « uréomètre ».** — Le choix
de l'uroazotomètre, son degré de précision tiennent incontestablement une place importante dans le dosage de l'azote
total. L'uréomètre à mercure que nous avons décrit, ainsi
que l'uréomètre à eau dont il sera question plus loin et qui
seraient l'un et l'autre mieux dénommés; dans le cas qui

nous occupe, sous le nom d'uroazotomètres, offrent une grande sécurité et présentent des avantages que l'on ne rencontre généralement pas dans la plupart des appareils analogues.

Ces avantages pourraient se résumer ainsi : « Une seule pièce ; un seul robinet fermé hydrauliquement ; pas de tube de raccordement en caoutchouc, par suite, pas de fuite de gaz ; plongeant tout entier dans la cuve à eau, par conséquent, toutes les parties sont à la même température ». Nous reviendrons sur cette étude.

6° Étude de l'influence des adjuvants, oxydants ou réducteurs, ordinairement employés pour activer la combustion. — Dans la méthode de Kjeldahl proprement dite, on a proposé un grand nombre de corps « oxydants ou réducteurs » destinés à être ajoutés à la liqueur acide, dans le but d'activer la combustion et d'en réduire la durée, ou encore, pour certaines substances, d'aider à la transformation complète de leur azote organique en ammoniaque.

Parmi ces adjuvants, nous devons citer : le *permanganate de potasse* préconisé par Kjeldahl dans sa méthode primitive ; le *bioxyde de manganèse pur ;* certains oxydes métalliques (Wilfarth), dont les plus convenables sont l'*oxyde cuivrique* et l'*oxyde mercurique* préparé par voie humide ; le *sulfate mercurique* ou le *mercure métallique* (Wilfarth et Kulisch) ; le *sulfate cuivrique* avec le *mercure métallique* (Arnold) ; l'*oxyde cuivrique* avec du *chlorure de platine* (Ulsch).

Nous pourrions encore signaler les modifications d'Asboth « acide benzoïque et sulfate de cuivre » et de Jodlbauer, qui ont pour but l'une ou l'autre de rendre la méthode applicable aux substances contenant de l'*azote nitrique* et en particulier aux engrais. Jodlbauer transforme, au moyen de l'*acide phénylsulfurique*, l'acide nitrique en *phénol nitré* que du zinc change en dérivé alcalin ; il oxyde ensuite en ajoutant quelques gouttes d'une solution de chlorure platinique ($PtCl^4$).

Nous avons déjà dit, autre part, que nous n'avions pas à nous préoccuper de l'azote nitrique de l'urine, qu'elle n'en contenait, d'ailleurs, que des traces provenant des aliments (acide nitrique préformé), ce qui lui enlève tout intérêt au point de vue physiologique.

Comme la plupart des corps que nous venons d'indiquer rendent de véritables services dans la méthode de Kjeldahl, surtout en ce qui concerne la rapidité de l'opération, il était bien logique de penser qu'ils devaient remplir un rôle analogue dans la modification apportée par Henninger à cette méthode et que, par conséquent, il y avait lieu d'en faire usage.

Ayant eu l'occasion de constater que les résultats que l'on obtenait ne répondaient pas aux espérances, dans un grand nombre de circonstances, nous résolûmes d'entreprendre l'étude du mode d'action des adjuvants les plus connus et les plus employés.

Nous passerons successivement en revue les corps suivants :

A. — Permanganate de potasse $KMnO^4$.

B. — Bioxyde de manganèse MnO^2.

C. — Sulfate cuivrique $CuSO^4$ et oxyde cuivrique CuO.

D. — Mercure métallique. Oxyde mercurique HgO et sulfate mercurique $HgSO^4$.

E. — Perchlorate de potasse $KClO^4$ (Stcherbach).

F. — Chlorure platinique $PtCl^4$ (Ulsch).

G. — Bichromate de potasse $K^2Cr^2O^7$ (Krüger).

H. — Oxalate neutre de potasse $C^2K^2O^4$ (Denigès).

A. — ACTION DU PERMANGANATE DE POTASSE. — Le permanganate de potasse a été préconisé par Kjeldahl dans sa méthode primitive ; il a été employé à l'origine et l'est encore quelquefois. Voici comment on opère : Après avoir laissé l'acide sulfurique produire son action un certain temps, on retire le vase du feu, on laisse refroidir légèrement et on ajoute le permanganate par petites portions et en poudre fine. La réaction très vive est accompagnée d'un dégagement de vapeurs violettes et de détonations ; on voit aussi surgir fréquemment de petites flammes. L'opération n'entraîne pas de *perte d'ammoniaque*.

Le liquide, ordinairement foncé tout d'abord, devient *rapidement* plus clair au contact du permanganate de potasse ; il se décolore ensuite et, lorsqu'on ajoute d'autre permanganate, il devient vert foncé, par suite de la formation d'un sel de sesquioxyde de manganèse. Lorsque cette coloration apparaît, l'oxydation est terminée et on laisse refroidir. Toutefois, cette coloration de la liqueur, indice d'un excès de permanganate, peut disparaître elle-même, si l'on prolonge suffisamment l'action de la chaleur, pour faire place à une coloration faiblement rosée, due à la transformation complète du manganèse en sulfate de protoxyde.

Bien que de la sorte on arrive à rendre le liquide à peine coloré, il se présente néanmoins quelques difficultés dans l'appréciation du *terme de la saturation* de la liqueur ammoniacale acide, avec la phénolphtaléine comme indicateur. Or, nous savons combien il est utile d'observer rigoureusement ce point pour ne pas s'exposer à des pertes.

Un autre désagrément dû à l'emploi du permanganate, c'est que, dans l'uréomètre, il se produit, lors de l'addition de la liqueur hypobromique, un *précipité brun* de peroxyde de manganèse, qui est d'autant plus abondant que l'on a employé davantage de sel oxydant, et qui constitue un obstacle au dégagement de l'azote. Il nous faut alors agiter fortement et longtemps si l'on veut être à peu près sûr de produire un dégagement complet.

Quoi qu'il en soit, avec des précautions, on peut éviter ou atténuer dans une large mesure les deux inconvénients qui viennent d'être signalés. Nous avons pu vérifier, en effet, par des dosages comparatifs, que l'erreur (par défaut) ne dépassait pas 1/150ᵉ à 1/200ᵉ environ. Il ne se produit ici *aucune perte par actions chimiques secondaires* analogues à celles que nous constaterons plus loin dans l'étude de plusieurs autres agents. On pourra donc, si les circonstances l'exigent, employer sans crainte le permanganate de potasse comme oxydant.

B. — Action du bioxyde de manganèse. — Je n'insisterai pas sur ce corps ; il donne lieu à peu près aux mêmes objections que le permanganate de potasse. Le bioxyde de manganèse fournit du sulfate de manganèse pendant la combustion ; puis, sous l'influence de la solution alcaline d'hypobromite de soude, il se forme un précipité très dense, très épais de peroxyde de manganèse.

C. — Action du sulfate cuivrique et de l'oxyde cuivrique. — L'oxyde cuivrique agit comme le sulfate cuivrique, puisqu'il est transformé dans la liqueur acide en sulfate.

Il se produit dans l'uréomètre, outre le dégagement d'azote, *un dégagement régulier d'oxygène à la température ordinaire de l'expérience* et un précipité *brun rougeâtre de peroxyde de cuivre* prend naissance. C'est une action comparable à la décomposition des hypochlorites en présence du peroxyde de cobalt, avec cette différence que, dans ce dernier cas, l'oxygène ne commence à se dégager que vers 70° ou 80°.

Il est évident que la même réaction, avec dégagement d'oxygène seulement, aurait lieu si l'on faisait agir l'hypobromite de soude sur une solution de sulfate de cuivre seule. Nous avons là un *nouveau moyen de préparer l'oxygène.*

D. — Action du mercure métallique, de l'oxyde mercu-

RIQUE OU DU SULFATE MERCURIQUE. (Voir ma communication *Bull. Soc. chim.*, 5 octobre 1894.) — Parmi les adjuvants métalliques, l'un des meilleurs, le plus commode et le plus communément employé dans la méthode ordinaire de Kjeldahl, est certainement le mercure. Aussi, MM. A. Petit et R. Monfet, dans une note communiquée à la Société de pharmacie de Paris (séance du 1er mars 1893) et qui a paru dans le *Journal de pharmacie et de chimie* du 15 mars de la même année, préconisent-ils l'emploi de ce métal dans la méthode de Kjeldahl modifiée, modification qu'ils n'ont pas, d'ailleurs, et à *tort*, attribuée à Henninger.

On ne peut évidemment pas leur faire un reproche d'avoir eu l'idée de faire usage du mercure dans l'opération de Kjelt dahl-Henninger, puisque l'addition de ce métal est indiquée, et à juste titre, dans tous les traités classiques qui décriven le procédé de Kjeldahl. Ils y étaient naturellement conduits par analogie et en raison des services qu'il rend dans cette dernière méthode. Mais, on doit les blâmer d'en avoir conseillé vivement l'emploi à la suite de nombreux essais qu'ils auraient faits, et dont les résultats, *presque théoriques*, rapportés dans leur mémoire, sont d'une *précision* telle qu'ils ne pourront qu'inspirer des doutes sur leur valeur, quand nous aurons nettement démontré l'*impossibilité* d'obtenir des résultats exacts, dans les conditions d'expérience où ils se sont placés.

Nous ne décrirons pas leur manuel opératoire qui ne diffère pas en principe de celui de Kjeldahl. Nous dirons simplement qu'ils recommandent « d'employer 5 centim. cubes d'*acide sulfurique fumant*, d'ajouter un *globule de mercure* et, une fois la combustion achevée, de décanter dans un flacon de 50 centim. cubes, de saturer avec de la lessive de soude, de finir de remplir avec de l'eau qui a servi au lavage du vase à combustion et enfin de *filtrer* ».

Nous pensons qu'il est inutile de dire que l'oxyde mercurique et le sulfate mercurique jouent le même rôle que le mercure métallique, puisque tous donnent du sulfate mercurique dans la liqueur acide.

Voici quelques dosages que MM. Petit et Monfet auraient effectués :

	KJELDAHL modifié	DUMAS	THÉORIE
Sulfate de quinine basique sec..	7,56	—	7,50
Chlorhydrate de méthylamine...	20,72	—	20,70
Chlorhydrate de cocaïne........	4,145	—	4,123
Aniline......................	15,35	—	15,37

En présence de résultats paraissant si probants, et vu la rapidité avec laquelle la combustion se fait, nous fûmes amenés, ainsi que bien d'autres, à suivre le mode opératoire de ces auteurs dans une série de dosages nécessités par l'étude de la « *cure de raisins* » qui fera l'objet d'un autre mémoire.

Nous nous aperçumes rapidement de l'inexactitude des résultats obtenus, mais pas assez tôt, toutefois, pour éviter la perte de plusieurs dosages importants d'azote qu'il nous a été impossible de recommencer, la matière étant décomposée ou n'ayant pas été conservée.

Ce furent ces ennuis du début qui nous procurèrent l'occasion de faire l'étude générale des « adjuvants » dans la méthode de Kjeldahl-Henninger, et qui nous détournèrent pour quelque temps de la voie que nous nous étions tracée tout d'abord.

Dans le mode opératoire de MM. Petit et Monfet, en dehors des inconvénients dus au mercure et à la *filtration de la liqueur saturée* qui en est la conséquence, nous pourrions encore signaler la *cristallisation inévitable* du sulfate de soude dans le *ballon de 50 centim. cubes*, résultant de l'emploi de 5 centim. cubes d'acide fumant. Nous avons, en effet, démontré précédemment que, même avec 5 centim. cubes d'acide sulfurique ordinaire, il se produit une cristallisation ; à plus forte raison aura-t-elle lieu avec de l'acide de Nordhausen, plus riche en anhydride sulfurique que l'acide ordinaire.

Ce point établi, passons immédiatement à l'étude détaillée de l'action du mercure.

Dans la préparation de la solution ammoniacale, en suivant exactement les indications données par ces auteurs, un fait avait particulièrement attiré notre attention : c'est la formation d'un *précipité blanchâtre* qui commence à prendre naissance dès l'addition des premières gouttes de lessive de soude, qui va s'accentuant jusqu'à complète saturation et qui persiste malgré la légère acidité laissée à la liqueur.

Nous avions remarqué, en outre, que ce précipité est plus ou moins abondant suivant les essais, ce qui n'aura pas lieu de nous surprendre quand nous aurons démontré qu'il varie avec la *quantité de mercure employée*.

Après un certain nombre de dosage, nous nous aperçûmes bien vite que les résultats obtenus en volumes d'azote avec une *même solution ammoniacale*, n'étaient pas uniformes, qu'ils variaient suivant que la prise était faite sur la *solution filtrée* ou, au contraire, sur la *solution non filtrée* (après une vive agitation destinée à répartir uniformément le dépôt dans toute la masse liquide). Dans ce dernier cas, les résultats variaient encore avec la *durée de la réaction dans l'uréomètre*.

C'est alors que pour élucider la question, nous eûmes l'idée d'entreprendre les expériences suivantes. — Quelques dosages, pris pour exemples, nous montreront rapidement le côté faible de la méthode ; nous préciserons ensuite.

Mais auparavant, nous croyons utile d'ajouter que, dans

toutes nos expériences nous avons fait usage des mêmes vases gradués, de façon à supprimer toute erreur pouvant provenir d'une non-concordance dans le calibrage des instruments. Nous nous sommes servi de l'uréomètre à mercure décrit plus haut.

EXPÉRIENCES. — I. — Nous avons fait trois essais A, B et C avec chacun 10 centim. cubes de la même urine. Les deux essais A et B n'ont pas reçu de mercure ; nous avons ajouté à l'essai C, au contraire, un petit globule de mercure (dont le poids n'a pas été pris). Nous avons suivi exactement les indications du mode opératoire que nous avons donné précédemment.

Les opérations terminées, c'est-à-dire la décoloration complète étant obtenue, nous avons décanté la liqueur acide dans un matras jaugé de 100 centim. cubes.

Par la saturation, les deux essais A et B ne contenant pas de mercure, fournissent une solution complètement limpide, tandis que l'essai C donne lieu au *précipité* que nous venons de signaler.

Nous avons profité des deux essais A et B, destinés à servir de contrôle, pour montrer que les résultats en azote ne sont pas influencés par une action plus ou moins prolongée de la chaleur ainsi que nous l'avons déjà fait remarquer, et par suite, que l'opération par elle-même n'exige pas une grande surveillance. — Nous avons fait agir la chaleur sur A jusqu'à simple décoloration et nous avons laissé B sur le bain de sable, à une température voisine du point d'ébullition, environ deux heures de plus que le précédent, c'est-à-dire deux heures après décoloration complète.

Les résultats sont effectivement les mêmes pour A et B, mais il n'en est plus ainsi pour C.

Les volumes d'azote du tableau suivant correspondent à une prise de 10 centim. cubes de la solution ammoniacale, autrement dit, à 1 centim. cube d'urine. Dans la dernière colonne se trouvent les volumes ramenés à 0° et 760 millimètres dans l'air sec, d'après la formule classique que nous avons déjà donnée :

$$V_0 = \frac{V_t}{(1 + 0,003665t)} \times \frac{H-f}{760}$$

ESSAIS		DURÉE de la réaction dans l'uréomètre.	VOLUME d'azote en cent.cubes sur la cuve à eau (V_t).	TEM-PÉRATURE t	HAUTEUR baro-métrique corrigée $(H-f)$	VOLUME d'azote dans l'air sec à 0° et 760^{mm} (V_0).
			cc	o		cc
Sans mercure	A..............	10'	11,35	15,5	743	10,49
	B..............	10'	11,35	15,5	743	10,49
	C (filtré)	10'	10,6	16,5	737.3	9,69
Avec mercure	C (non filtré) a.	10'	10,75	15,5	743	9,94
	(Précipité en b.	20'	11,05	16,5	737.3	10,10
	suspension). c.	40' à 45'	11,2	17	736.4	10,21

La première partie du tableau montre que l'essai C *filtré et avec mercure*, fournit un volume d'azote plus faible que A et B qui ne contiennent pas de mercure. La durée de la réaction dans l'uréomètre a été de 10 minutes, temps plus que suffisant pour la décomposition complète du sulfate d'ammoniaque par les hypobromites alcalins, l'opération demandant à peine quatre à cinq minutes.

La seconde partie nous fait voir que pour C *non filtré*, la quantité d'azote est plus grande que celle obtenue avec C filtré, pendant le même temps ; de plus, que ce volume augmente *avec le temps*, sans qu'il soit possible d'obtenir tout l'azote, au moins dans les limites de durée des réactions.

Nous sommes ainsi conduit à admettre que le *précipité doit contenir de l'azote*. C'est, d'ailleurs, la seule hypothèse possible dans les circonstances, le précipité étant l'unique matière retirée de la solution ammoniacale.

II. — Un deuxième exemple donnera un nouvel appui à notre hypothèse. Nous allons d'abord faire un dosage sur la liqueur *filtrée*, puis deux dosages sur la liqueur *non filtrée*, en ayant soin de faire varier le *temps* de la réaction dans ces deux derniers cas, et enfin, un dosage sur une prise de même volume (10 ^{cc}) contenant environ le tiers du précipité total de l'essai :

ESSAIS AVEC MERCURE	DURÉE de la réaction	VOLUME d'azote en cent. cubes sur la cuve à eau Vt.	TEM-PÉRATURE t.	HAUTEUR baro-métrique corrigée (II — f)	VOLUME d'azote à 0° et 760^{mm} dans l'air sec (Vo).
		cc.			cc
Solution filtrée... a	15 min.	9,9	18	739,8	9,039
Solution non filtrée b	15 min.	10,1	15	742,7	9,36
Solution non filtrée c	2 h.	11,075	19	738,8	10,04
Solution non filtrée d	1 h.	14,1	18	739,8	
« Contenant environ le tiers du précipité total. »					

On pourrait multiplier les exemples, mais la chose est inutile; ce dernier ne laisse plus place au doute sur le rôle de précipité qui se forme, à la suite de la saturation de la liqueur acide, dans tous les cas où l'on a fait usage de mercure pour activer l'opération.

Remarque. — Lorsqu'on ajoute la solution d'hypobromite à la liqueur ammoniacale contenant du précipité en suspension, il y a d'abord dégagement immédiat et tumultueux de gaz, comme dans les opérations sans mercure; puis le dégagement continue à se faire très lentement et par bulles peu nombreuses pendant des heures et même des jours, alors que le dépôt, de blanc qu'il était, devient successivement jaunâtre puis rougeâtre.

Le dégagement tumultueux du début correspond à la décomposition facile du sulfate d'ammoniaque de la solution, tandis que le dégagement très lent, qui survient ensuite sous forme de bulles et par agitations répétées, indique la décomposition progressive du précipité.

Nous trouvons ici la raison pour laquelle le volume de gaz, dans les opérations précédentes, varie avec la durée de la réaction.

On peut, d'ailleurs, vérifier la lenteur de ce dégagement, en introduisant directement dans l'uréomètre, avec de l'hypobromite de soude, une certaine quantité de précipité parfaitement lavé et délayé dans un peu d'eau distillée.

Si l'on examine au bout de vingt-quatre heures, par exemple, le gaz qui s'est dégagé, on remarque qu'il y a non seulement de l'azote, mais encore de l'oxygène que l'on peut absorber par le pyrogallate de potasse. Cet oxygène provient de la décomposition de l'hypobromite de soude, car le volume recueilli est supérieur à celui que donnerait tout l'oxygène contenu dans le précipité, ainsi que nous le constaterons plus loin. On se trouve donc encore ici en présence d'une *autre cause d'erreur*, en dehors de celle provenant de la *filtration*, et qui suffirait à elle seule à faire repousser l'idée peu pratique de laisser la réaction se prolonger dans le but de recueillir tout l'azote. Il est bon d'ajouter que, dans les premiers moments de la réaction, l'azote se dégage presque exclusivement seul, l'oxygène n'apparaissant d'une façon appréciable que plus tard.

Je tenais à signaler ces faits sur lesquels j'aurai l'occasion de revenir.

COMPOSITION DU PRÉCIPITÉ. — Cherchons à déterminer la nature du précipité. Si nous démontrons qu'il a une composition définie, toujours identique à elle-même, nous pourrons en tirer des conclusions intéressantes.

A priori, il est permis de penser, en raison du milieu dans lequel il se forme, qu'il est constitué par un ou plusieurs *sulfates ammoniaco-mercuriques*. Nous savons, en effet, qu'il existe un assez grand nombre de sels de ce genre, et qu'ils s'obtiennent, en général, par l'action de l'ammoniaque sur le sulfate mercurique.

Les expériences précédentes nous ont déjà signalé l'azote; on pourrait encore montrer la présence de ce corps, en chauffant dans un tube à essai un peu de précipité lavé avec de la lessive de soude; il y a dégagement d'ammoniaque facile à caractériser.

On trouvera le mercure en profitant de la propriété qu'a le précipité de se dissoudre dans l'acide chlorhydrique étendu sous l'influence d'une douce chaleur; on traite par l'acide sulfhydrique à chaud, et on obtient un précipité de sulfure mercurique.

Enfin, on constatera la présence de l'acide sulfurique en transformant en sulfate alcalin par calcination et précipitant ensuite par du chlorure de baryum en liqueur chlorhydrique.

ANALYSE DU PRÉCIPITÉ. — I. — *Dosage du mercure.* — Le mercure a été dosé à l'état de sulfure mercurique HgS, en faisant passer H^2S dans une solution chlorhydrique chaude du précipité. On recueille HgS sur filtre, on le lave à l'eau distillée, on le sèche à l'étuve à la température de 102°-103°, puis on le pèse.

Voici les résultats en mercure donnés par les dosages suivants (le sulfure de mercure contenant 86,21 p. 100 de Hg) :

	1ʳᵉ ANALYSE	2ᵉ ANALYSE	3ᵉ ANALYSE
Poids du précipité desséché.	0 gr. 502	1 gr. 033	0 gr. 291
Poids de HgS obtenu.......	0 gr. 489	0 gr. 995	0 gr. 2775
Poids de Hg correspondant..	0 gr. 4173	0 gr. 8578	0 gr. 2392

En établissant les résultats en centièmes, on aura :

	1re ANALYSE	2e ANALYSE	3e ANALYSE
Calculé 0/0.................	83,13	83,04	82,20

REMARQUE. — Le précipité ammoniaco-mercurique employé pour toutes les analyses a été recueilli sur filtre, lavé à l'eau distillée froide jusqu'à ce que l'eau de lavage acidulée par HCl ne précipite plus par le chlorure de baryum (absence de sulfates), ni par H^2S (absence de Hg), puis désséché à l'étuve à 102°-103°.

Nous croyons devoir faire remarquer que le précipité ainsi obtenu n'est pas tout à fait complètement soluble dans HCl étendu à chaud; à vrai dire, il en reste une bien minime quantité : *à peine le centième de la masse.* Les dosages en sont peu influencés. Ainsi, dans la troisième analyse, nous attribuons le résultat un peu faible en mercure à ce que nous n'avons pas tenu compte de cette partie insoluble, précaution qui a été prise, au contraire, pour la première et la deuxième ; en d'autres termes, le pourcentage de la troisième analyse a été établi d'après le poids de la prise d'essai, 0 gr. 4173, qui représente non seulement la partie soluble dans HCl, mais aussi le *résidu* qui ne participe pas au rendement en mercure.

Le résidu insoluble semble augmenter quand on fait les lavages du précipité ammoniaco-mercurique à *l'eau bouillante* dans le but d'aller vite. Il se fait probablement, dans ce cas, des sels de composition légèrement différente. On sait, d'ailleurs, que les corps de cette nature se *transforment assez facilement.*

Le précipité est entièrement soluble à chaud, quand on ajoute une petite quantité d'acide chlorhydrique dans le matras jaugé où il vient de prendre naissance au milieu du liquide ammoniacal. Dans ce cas, il n'a pas été soumis aux lavages ni à l'étuve qui peuvent lui faire subir quelques légères modifications.

Enfin, nous pouvons encore faire remarquer que, dans l'urine, l'acide sulfurique n'est pas le seul acide minéral fixe ; il y a également une petite quantité d'acide phosphorique. Or, grâce à la température élevée, les acides de l'urine susceptibles d'être volatilisés, tels que l'acide chlorhydrique, seront expulsés pendant la combustion par l'acide sulfurique, tandis que l'acide phosphorique, qui est fixe, restera dans la liqueur. Nous savons que ce dernier acide, comme l'acide sulfurique, peut former des phosphates ammoniaco-mercuriques ayant des propriétés particulières et, en tout cas, offrant une composition centésimale sensiblement différente en mercure et autres composants.

Mais, si nous comparons la quantité d'acide phosphorique (2 centigr. environ) contenue dans la prise d'essai, « qui n'est que de 10 centim. cubes », à la quantité beaucoup plus considérable de sulfate d'ammoniaque de l'opération, on se rend compte facilement qu'une telle influence sur les résultats analytiques serait de bien mince importance et qu'il serait à peine besoin de s'en préoccuper.

Quoi qu'il en soit, en faisant intervenir les modifications que peuvent fournir la dessiccation à l'étuve ou les lavages, ou bien, la présence possible de petites quantités de phosphate ammoniaco-mercurique, nous expliquerons de la sorte les très faibles écarts que nous aurons l'occasion de constater plus loin entre les chiffres théoriques et les résultats fournis par l'expérience.

II. — *Dosage de l'acide sulfurique.* — L'acide sulfurique a été dosé à l'état de sulfate de baryte par calcination du précipité avec un mélange de nitrate de potasse et de carbonate de soude purs.

Il est nécessaire d'employer une grande quantité de mélange oxydant et de chauffer fortement pour que la transformation soit complète et que tout le mercure soit oxydé.

On dissout dans l'eau distillée le sulfate alcalin formé, on filtre et on acidule par HCl seulement après filtration, on précipité à la température du bain-marie bouillant par le chlorure de baryum en solution au dixième. — Voici le résultat obtenu en acide sulfurique anhydre SO^3 :

Poids du précipité sec................ 0 gr. 30
Poids du sulfate de baryte obtenu..... 0 gr. 07
Poids de SO^3 correspondant......... 0 gr. 024

Calculé en centièmes. — 8,0115 p. 100.

Il eût été préférable d'opérer sur une plus grande quantité de matière, mais l'opération a été faite avec grand soin. Une autre analyse, d'ailleurs, a confirmé ce résultat.

III. — *Dosage de l'azote.* — 1° Dans cette opération, le dosage a été fait à l'état d'ammoniaque.

On sait que dans le dosage de l'azote organique par le procédé Kjeldahl, avec emploi de mercure comme adjuvant, on obtient tout l'ammoniaque, par distillation dans l'appareil de Schlœsing, à condition de prendre les précautions indiquées dans tous les livres classiques, c'est-à-dire, précipitation préalable du mercure des sels ammoniaco-mercuriques par le monosulfure de sodium par exemple.

Or, il est bien évident que ce qui est vrai pour l'essai tout entier, doit l'être pour une partie quelconque, et en particulier pour le précipité en question.

Nous avons introduit dans le ballon de l'appareil de Schlœsing 0 gr. 72 de précipité lavé et desséché comme il a été dit ; puis, 4 centimètres cubes d'une solution saturée de monosulfure de sodium, et 7 à 8 centimètres cubes d'une solution de soude pure à 36° B. décarbonatée par de l'hydrate de baryte, et enfin, quelques fragments de zinc pour faciliter l'ébullition.

L'opération a été conduite avec précaution. Nous avons recueilli l'ammoniaque dégagée dans 10 centimètres cubes d'acide sulfurique demi-normal (10^{cc} correspondant à 0 gr. 245 d'acide sulfurique SO^4H^2). Nous avons saturé l'acide sulfurique en excès par une solution de soude titrée (dont 10^{cc} correspondent à 0 gr. 263 de SO^4H^2).

Il a été employé $6^{cc}55$ de solution de soude titrée correspondant à :

0 gr. 0263 $\times$ 6, 55 = 0 gr. 172265 d'acide sulfurique.

Par suite, le poids d'acide sulfurique saturé par l'ammoniaque distillée sera :

0 gr. 245 — 0 gr. 172265 = 0 gr. 072735.

Le poids d'azote correspondant à la prise d'essai sera donc :

$$\frac{14}{49} \times 0 \text{ gr. } 072735$$

calculé pour 100 grammes de précipité :

$$\frac{14 \times 0, 072735 \times 100}{49 \times 0,72} = 2,886 \text{ } 0/0$$

2° Une deuxième analyse, faite par le même procédé, a donné un résultat un peu plus faible que celui-ci, par suite d'une faible perte.

3° (*Dosage en volume.*) — Ce procédé est basé sur la décomposition du précipité par la solution alcaline d'hypobromite de soude.

Il est loin de valoir le précédent; il est beaucoup trop long, incommode et expose à des erreurs; mais notre but, en donnant les résultats qu'il nous a fournis, est plutôt de montrer ce qui se passe dans cette réaction. On a vu plus haut que l'azote n'est pas le seul gaz dégagé, qu'il se forme également de l'oxygène.

Nous avons pris 22 centigr. de précipité lavé, desséché et finement pulvérisé que nous avons introduits dans l'uréomètre à mercure avec 12 à 15 centim. cubes d'hypobromite. Le dégagement se fait avec lenteur, ainsi qu'on pourra en juger. Toutefois, au début, le dégagement est un peu plus rapide ; en même temps, le précipité se transforme peu à peu en un dépôt rouge.

Au lieu d'abandonner la réaction à elle-même, nous avons été obligés, en raison de la capacité insuffisante de notre uréomètre, de transvaser à trois reprises différentes, dans une cloche graduée en dixièmes de centimètre cube, les gaz formés. Nous avons absorbé chaque fois l'oxygène par le pyrogallate de potasse.

Les résultats obtenus sont consignés dans le tableau suivant :

TRANSVASEMENT des gaz.	DURÉE de la réaction correspondant à chaque transvasement	VOLUME total recueilli sur l'eau (Az + O)	VOLUME d'azote mesuré sur l'eau (après absorption de l'oxygène) (Az)	TEMPÉRATURE t	HAUTEUR barométrique corrigée (H-f)	VOLUME d'azote à 0° et 760^{mm} dans l'air sec V_0
		cc	cc	o		cc
I.....	28^h	7,1	4,9	19,75	745,6	4,48
II....	45^h	7,65	0,5	18,75	740,3	0,45
III...	50^h	8,3	0,25 à 0,3	18,75	746,7	0,23
	123^h					5,16

Le volume total de l'azote recueilli après cinq ou six jours de réaction est donc, à 0° et 760 millim. de 5^{cc}16. Il correspond à un poids d'azote égal à :

$$0, 001256 \times 5, 16.$$

Pour 100 grammes de précipité, le poids d'azote sera :

$$\frac{0,001256 \times 5,16 \times 100}{0,22} = 2,945 \; 0/0$$

Ce tableau nous montre clairement que l'azote se dégage surtout en premier lieu.

Réunissons maintenant les résultats en mercure, acide sulfurique et azote fournis par les analyses précédentes et cherchons si, parmi les sulfates de mercurammonium connus, il n'en existerait pas un qui eût une composition analogue.

Examinons d'abord les deux sels suivants :

1° Le sulfate de tétramercurammonium, encore appelé *turbith ammoniacal*, que l'on peut écrire en équivalents de la façon suivante :

$$Az\ H^4\ O,\ SO^3 + 2\ HO = (3\ Hg\ O\ Az\ H^2\ Hg)\ SO^3$$

et que l'on dénomme en atomes sous le nom de sulfate de dimercurammonium hydraté ou d'hydroxyldimercurammonium :

$$SO^4\ (Az\ Hg^2)^2 + 2\ H^2\ O = SO^4 \left[Az \begin{cases} (Hg\ OH) \\ Hg\ H \end{cases} \right]^2$$

2° Le sulfate de trimercurammonium

$$Az\ Hg^3\ HO,\ SO^3 + 2\ HO$$

ou en atomes :

$$SO^4\ Az^2\ Hg^3\ H + 2\ H^2\ O = SO^4 \left[Az^2 \begin{cases} (Hg\ OH)^2 \\ Hg\ H^4 \end{cases} \right]$$

Composition en centièmes du précipité :

DOSAGES	Mercure	Acide sulfurique	Azote	O + H (par différence)	TOTAL
Premier	83,13	8,012	2,886	5,972	100.—
Deuxième..........	83,04	»	»	»	»
Troisième..........	82,20	»	2,945	»	»

*Composition en centièmes des sulfates de tétra et de trimercuram-
monium :*

DÉSIGNATION DES SELS	Mercure	Acide sulfurique	Azote	(O + H)	TOTAL
1° Sulfate de tétra-mercurammonium.	83,33	8,33	2,916	5,416	99,99
2° Sulfate de trimer-curammonium....	78,74	10,49	3,674	7,10	100.—

A l'inspection des pourcentages ci-dessus, nous sommes conduit à conclure que le précipité analysé doit être du sulfate de tétramercurammonium. Les résultats en mercure, acide sulfurique et azote sont, en effet, aussi concordants que possible. Nous ne parlons pas du sulfate de dimercurammonium $Az Hg^2 H^2 O,SO^3 + 2 HO$ qui donnerait un pourcentage beaucoup plus différent encore que le sulfate à trois équivalents de mercure.

La conclusion qui s'impose et que nous tenons à signaler immédiatement est que l'on commet une grave erreur par l'emploi de mercure dans la méthode de Kjeldahl-Henninger. Nous y reviendrons un peu plus loin.

Remarque. — Il a été dit tout à l'heure que, dans l'action de l'hypobromite de soude sur le précipité, l'hypobromite fournissait une partie de son oxygène qui venait se mélanger à l'azote. Nous pouvons maintenant nous rendre compte de l'exactitude du fait avancé, en considérant les résultats en oxygène consignés dans le tableau du dosage de l'azote en volume. En effet, les 0 gr. 22 de la prise d'essai, c'est-à-dire, 0 gr. 22 de turbith ammoniacal, devraient donner théoriquement, à 0° et 760 millim., 7cc69 d'oxygène.

Or, dans les trois absorptions de l'opération « et il faut noter que l'oxygène continuait à se dégager », on trouve un

volume supérieur *au double* de celui qu'on devrait trouver
si cet oxygène était dû au précipité.

Ce fait avait attiré notre attention et nous avait donné
l'idée d'essayer l'action de l'hypobromite de soude soit sur
le mercure, « cas qui correspond aux conditions ordinaires
des dosages avec l'uréomètre à mercure », soit sur l'oxyde de
mercure, soit sur un sel de mercure soluble (HgCl) qui donne
également de l'oxyde de mercure en présence de la soude de
la liqueur. En aucun de ces cas, nous n'avons constaté de
dégagement bien net d'oxygène à la température ordinaire,
pour une réaction dont la durée est supérieure à la durée des
dosages à l'hypobromite. Cependant, avec le temps et surtout
avec des solutions d'hypobromite de soude un peu anciennes, il
se produit un léger dégagement de gaz ; mais, dans l'espace de
dix minutes à un quart d'heure, durée maxima d'une réaction,
et avec des *solutions récentes* et non altérées, nous n'avons
pas obtenu de dégagement gazeux appréciable à la lecture.

Il est bon de faire remarquer, toutefois, qu'avec le précipité,
nous sommes en présence, non pas d'oxyde de mercure, mais
d'oxyde de tétramercurammonium qui pourrait peut-être
jouer un rôle analogue au peroxyde de cobalt, vis-à-vis des
hypobromites ou des hypochlorites? S'il n'en est pas ainsi,
ce qui est probable, il faut admettre que l'oxygène est dû
seulement à une *décomposition spontanée de l'hypobromite
de soude* à la température du laboratoire et sous l'influence
de la lumière dans les conditions expérimentales où nous
nous sommes placés dans l'opération en question.

Nous verrons plus loin que le titre oxydant de la solution
d'hypobromite de soude varie, en effet, d'un jour à l'autre et
diminue en moyenne de 0,86 p. 100? en vingt-quatre heures
(Pflüger et Schenck).

Avant de tirer les conclusions auxquelles nous conduit la
connaissance de la composition du précipité, nous tenons à
exposer ici la remarque suivante qui a son intérêt en ce qu'elle

permet de préparer très rapidement une certaine quantité de précipité.

C'est même là un procédé pouvant être utilisé pour la *préparation rapide du turbith ammoniacal;* il suffirait d'opérer sur une quantité suffisante de mercure et de sulfate d'ammoniaque.

Nous nous hâtons de dire, toutefois, que le précipité qui a servi dans nos analyses provenait d'essais faits avec de l'urine. Ce n'était que par pur scrupule; car nous avons vérifié que dans les deux cas le précipité était le même.

Voici la façon dont nous préparions les petites quantités de turbith ammoniacal nécessaires à notre étude :

On prend du sulfate d'ammoniaque (0 gr. 50 à 1 gr.), on ajoute 10 centimètres cubes d'eau distillée pour dissoudre, un globule de mercure et 5 centim. cubes d'acide sulfurique pur. On chauffe jusqu'à dissolution complète du mercure ; on étend d'eau distillée et on sature exactement comme dans une opération sur l'urine.

Il est bien évident que nous devons obtenir le même précipité, puisque nous nous trouvons dans les mêmes conditions et que les mêmes corps sont finalement en présence.

Examen de la solution ammoniacale filtrée. — Jusque là, il n'a été question que du dépôt qui se forme par addition de soude.

Cependant, si on acidule la partie filtrée par HCl et qu'on fasse passer H^2S à chaud, on obtient un précipité de sulfure mercurique. Il y a donc du mercure dans la solution; il s'y trouve également, suivant toutes probabilités, à l'état de sulfate ammoniaco-mercurique grâce à la solubilité assez prononcée de ce dernier sel dans le sulfate d'ammoniaque et grâce aussi, mais dans une plus faible proportion, à l'acide sulfurique qui maintient la liqueur légèrement acide.

La quantité de sel ammoniaco-mercurique ainsi en solution n'est généralement pas considérable et doit varier avec le *sulfate d'ammoniaque disponible de la liqueur.*

Déductions générales de l'étude précédente. — Nous avons vu que le précipite donne son azote avec une extrême lenteur et que le sulfate d'ammoniaque, au contraire, le donne très rapidement. Par conséquent, si nous introduisons une prise d'essai filtrée dans l'uréomètre, ainsi que l'ont fait MM. Petit et Monfet, et que nous laissions la réaction se faire cinq à six minutes, au maximum huit à dix minutes, temps plus que suffisant pour la décomposition du sulfate d'ammoniaque, nous n'aurons pas sensiblement de dégagement d'azote appartenant au sulfate ammoniaco-mercurique.

S'il en est réellement ainsi, sachant le *poids* de mercure employé, connaissant la *teneur* en azote (2,916 p. 100) du sulfate de tétramercurammonium, « que ce sel soit à l'état de précipité ou qu'il soit en solution », il nous sera facile de *prévoir le volume d'azote qui se dégagera,* à condition, bien entendu, que *l'azote total de la prise d'essai nous soit connu.* Inversement, il nous sera possible de *déterminer le poids de mercure qu'il faudrait employer pour que le dégagement d'azote fût nul.*

Ces prévisions sont effectivement corroborées par les résultats.

Ainsi, avec une urine contenant 20 gr. d'urée par litre, dose à peu près normale, c'est-à-dire, 0 gr 20 d'urée ou 0 gr. 0933 d'azote pour une prise de 10 centim. cubes, il suffirait d'un globule de mercure de 2 gr. 66 (qui, en réalité, est bien peu volumineux en raison de la densité énorme du mercure), pour que tout le sulfate d'ammoniaque formé entrât en combinaison à l'état de sel ammoniaco-mercurique.

Nous avons fait des essais semblables qui ont confirmé la théorie.

Les livres classiques conseillent, en général, de prendre un globule de mercure du poids de *1 gr.* dans l'opération de Kjeldahl (proprement dite). Or, le calcul indique que 1 gr. de mercure absorbe 0 gr. 165 de sulfate d'ammoniaque pour en faire du sulfate de tétramercurammonium (dans l'opération de Kjeldahl-Henninger).

C'est là une dose relativement considérable d'azote qui reste pour ainsi dire à l'état latent et qui, de ce chef, constitue une perte véritable.

Pour la même raison, dans nombre de dosages d'azote total urinaire, il peut arriver, suivant le poids de mercure employé, que l'azote de l'urée *soit supérieur à l'azote total*, ce qui, évidemment, est absurde. Et si, dans ces mêmes cas, l'on se propose de comparer l'azote de l'urée à l'azote total, — pour obtenir ce que M. le professeur A. Robin a appelé *coefficient des oxydations azotées* et que d'autres ont dénommé *coefficient d'utilisation de la machine humaine* (M. Huguet), ou *rapport azoturiqne* (M. Bayrac), ou plus simplement, *rapport de l'azote de l'urée à l'azote total*, et sur lequel nous aurons l'occasion de revenir, — on est tout surpris d'avoir un rapport plus grand que l'unité.

Les cas extrêmes que je viens de supposer éveillent facilement l'attention, même chez des opérateurs non prévenus ; mais là où se trouve le danger, c'est précisément lorsque les résultats sont compris dans des limites *vraisemblables*, alors que l'erreur n'en subsiste pas moins et que rien ne la fait soupçonner.

Si nous insistons d'une façon toute spéciale sur l'emploi du mercure dans la méthode de *Kjeldahl-Henninger* et les conséquences fâcheuses qui peuvent en résulter, c'est que, en réalité, il s'agit d'un fait d'une grande importance. En raison des services indéniables qu'il rend dans la méthode ordinaire de Kjeldahl et par la façon heureuse dont il active la marche de l'opération, on est naturellement tenté d'en faire usage et cela, sans que l'esprit soit mis en éveil ; d'autre part, nombreux déjà sont les travaux ou analyses qui ont été faits par ce procédé et, s'il nous fallait les nommer, nous n'aurions que l'embarras du choix ; — qu'il nous suffise simplement de citer ici « la thèse inaugurale de M. le Dr Voirin, ancien chef des travaux chimiques à la Faculté de médecine de Nancy, 1894 », et de rapporter la confidence suivante que nous faisait, il y a quelque temps, un urologiste distingué à qui nous exposions la cause d'erreur : « Il m'est arrivé, en effet, d'obtenir, dit-il, des résultats bizarres analogues à ceux que vous me signalez et tels que l'azote de l'urée était supérieur à l'azote total ; je ne savais à quoi en attribuer la raison. » Enfin nous avons déjà dit autre part, que nous-même avons à nous reprocher d'avoir utilisé ce procédé, ainsi que nous le constaterons dans la deuxième partie de ce travail ; et c'est justement la perte de plusieurs dosages qui nous a conduit à entreprendre cette étude. En cherchant à fixer l'attention sur ce point, nous n'avons qu'un but : montrer à quelles graves erreurs peut conduire une méthode inexacte, en ce qui concerne l'interprétation des résultats dans leurs rapports avec les échanges intra-organiques.

Cette remarque faite, nous allons prouver par quelques exemples que l'on a un moyen de vérifier la composition assignée au précipité ammoniaco mercurique, et que les choses se passent conformément aux déductions précédentes.

Nos essais, dans lesquels nous introduisions des quantités diverses de mercure, ont été faits, soit avec de l'urine, soit avec du sulfate d'ammoniaque pur et sec. Nous ne rapporterons que ceux préparés avec un même poids de sulfate d'ammoniaque et des poids variables de mercure. Il y a un avantage dans ce cas : il suffira de faire, une fois pour toutes, un seul dosage d'azote sur un essai sans mercure.

Il est facile de calculer le volume d'azote absorbé à l'état de sulfate ammoniaco-mercurique par un poids connu de mercure.

Prenons, par exemple, 1 gr. 035, l'un des chiffres du tableau suivant ; le volume d'azote correspondant à une prise introduite dans l'uréomètre, sachant que chaque prise est le dixième de l'essai total, sera :

$$\frac{14 \times 1,035}{400 \times 0,001256 \times 10} = 2^{cc}88$$

14 étant l'équivalent au poids de l'azote ; 400 le poids de mercure contenu dans le sulfate de tétramercurammonium, et 0 gr. 001256 le poids de 1 centim. cube d'azote à 0° et 760 millim.

La durée de la réaction n'a pas dépassé, dans chaque cas, huit à dix minutes.

ESSAIS	Poids de Hg employée.	Volume d'azote recueilli (V_t).	Température t.	Hauteur baro-métrique corrigée $(H-f)$.	Volume d'azote à 0° et 760^{mm} dans l'air sec (V_0)	Différence entre azote total réel et azote trouvé.	Volume théorique d'azote absorbé.	Erreur (pour une prise).
	gr.	cc	o		cc	cc	cc	cc
1er.....	0,000	14,3	16,5	743,2	13,19	0	0	0
2e.....	1,035	11,3	17,5	744,4	10,40	2,79	2,88	+0,09
3e.....	0,508	12,9	17	743,1	11,98 ⎰	1,21	1,41	+0,20
4e.....	0,200	13,8	18	743,0	12,69	0,50	0,54	+0,04

On voit que les résultats sont presque identiques à ceux que la théorie avait fait prévoir ; le rôle joué par le précipité et par suite par le mercure, ne laisse plus aucun doute dans l'esprit, et l'on s'explique difficilement les résultats presque théoriques, eux aussi, obtenus par les *auteurs du procédé qui fait l'objet de cette critique.*

Le troisième essai a seul donné lieu à une erreur relativement appréciable. Cela tient, sans doute, à la durée de la réaction.

Conclusions. — Il résulte de tout ce qui a été dit sur l'emploi du mercure dans la méthode de Kjeldahl-Henninger pour accélérer la réaction du mélange acide sur la substance organique, les conclusions suivantes :

1° Le mercure, d'un usage si précieux dans la méthode ordinaire de Kjeldahl, donne des résultats *inexacts* lorsqu'on dose volumétriquement l'azote du sulfate d'ammoniaque formé au moyen des *hypobromites* en solution alcaline.

2° L'erreur tient à la formation exclusive ou presque exclusive, pendant la saturation de la liqueur acide, d'un composé ammoniaco-mercurique à peu près insoluble dans les conditions d'expérience et que l'analyse nous a montré être du *sulfate de tétramercurammonium.*

3° Ce précipité de sulfate de tétramercurammonium, dans le cas de *filtration de la liqueur,* comme le conseillent MM. Petit et Monfet, reste sur le filtre, et la quantité d'azote qui lui correspond échappe entièrement à l'action des hypobromites de soude et constitue une perte nette.

4° Si l'on ne *filtre* pas et qu'on agisse sur le mélange de la liqueur et du précipité, il en résulte d'abord de grosses difficultés dans la prise d'essai, et le résultat, toujours erroné, varie avec la durée de la réaction, laquelle peut se prolonger un nombre d'heures assez considérable et donner lieu alors, en dehors de l'azote, à un dégagement d'oxygène (provenant de l'hypobromite) qui est la source d'une nouvelle erreur.

En résumé, dans cette méthode, le mercure doit être définitivement *rejeté.*

E. — Inconvénients de l'emploi du perchlorate de potasse comme oxydant dans le dosage de l'azote total organique par la méthode de Kjeldahl. — Dans la note communiquée à la Société chimique de Paris *(Bull. Soc. chim.,* 3ᵉ série, t. XII, 5 octobre 1794, p. 959), où nous passions en revue la valeur des principaux « adjuvants » dans la méthode de Kjeldahl-Henninger, nous terminions en disant que le Dr A. Stcherbach (de Saint-Pétersbourg), dans un travail qui a paru dans les *Archives de médecine expérimentale* de 1893 : « *Contribution à l'étude de l'influence de l'activité cérébrale sur l'échange d'acide phosphorique et d'azote* », préconisait l'emploi du perchlorate de potasse comme un oxydant préférable au permanganate de potasse.

Nous ajoutions, qu'il ne nous était pas possible de nous prononcer d'une façon positive sur sa valeur, n'en ayant fait usage que dans quelques rares combustions.

Depuis cette époque, nous avons repris l'étude de cette question que nous allons développer ici. — Mais auparavant, qu'il nous soit permis de rappeler que nous avons fait connaître le résumé de ces recherches à la Société chimique de Paris (Voir : *Bull. Soc. chim.* du 20 mars 1895, le compte rendu de la séance du 22 février 1895).

La nature même du travail de Stcherbach exigeait la connaissance exacte des entrées et sorties de certains matériaux plus spécialement visés. L'auteur était tenu, en particulier, de procéder à la détermination de l'azote total des aliments, des urines et des matières fécales. « Je n'ai fait la substitution du perchlorate de potasse au permanganate, dit-il, qu'après qu'une série d'analyses de contrôle m'eût montré que, très avantageuse au point de vue technique, elle n'influait en rien sur la précision des résultats. » Les analyses en question ont été décrites dans le *Vratch* (1888, n°s 42 et 43).

Disons immédiatement que l'emploi du perchlorate de potasse donne de mauvais résultats, et que l'erreur n'est pas de même nature que celle produite par le mercure. Il ne s'agit pas, en effet, d'une *combinaison inattaquable ou difficilement attaquable par les hypobromites*, mais d'une *perte réelle d'azote* se produisant pendant la combustion d'une façon constante, quel que soit, d'ailleurs, le *procédé employé pour mesurer le gaz.*

Il serait permis de se demander, pourquoi le choix d'un tel adjuvant ? A cela on pourrait répondre qu'il n'y a rien d'absurde, a priori, dans ce choix et que, par suite, il n'y a pas lieu de se poser une telle question. Le fait que ce corps a été l'objet d'un travail consciencieux, qu'il a été préconisé et employé dans diverses circonstances, comme le sont, en définitive, une foule d'autres corps dans la méthode si simple et si commode de Kjeldahl que l'on cherche à perfectionner par tous les moyens depuis qu'elle est connue, ce fait seul méritait qu'on s'en occupât et qu'on signalât l'erreur pour ne pas laisser se perpétuer un procédé faux qui, dans certaines circonstances où rien n'éveille l'attention, pourrait conduire à des conclusions parfois extraordinaires.

Nous ne sommes vraiment pas surpris que M. Stcherbach se soit laissé séduire par les résultats brillants, *en apparence*, fournis par le perchlorate de potasse, quand on remarque qu'une pincée de 10 à 15 centigr. de ce sel pulvérisé ajouté au liquide goudronneux, d'une opération faite sur 10 centim. cubes d'urine, suffit à obtenir, en moins de trois ou quatre minutes, une décoloration complète de la liqueur acide, qui devient alors d'une limpidité parfaite. Et, si nous ajoutons, ainsi que nous allons le démontrer, que les erreurs ne peuvent pas dépasser le quart de l'azote total, mais qu'elles ne l'atteignent jamais dans les expériences de dosage ; qu'elles sont surtout en rapport avec l'excès toujours faible de perchlorate de potasse, et que la perte correspondant à une prise (dans le dosage volumétrique tel qu'il était effectué par l'auteur) n'est que de quelques dixièmes de centimètres cubes, on comprendra plus aisément qu'il ne se soit pas aperçu de l'inexactitude de son procédé. Si M. Stcherbach avait eu des pertes telles que l'azote total fût inférieur à l'azote de l'urée, son attention eût certainement été attirée ; or, ce n'est pas ainsi que les choses se passent en général.

Avant de passer à la partie expérimentale de ce travail, nous dirons qu'il est regrettable que cet auteur ait fait usage d'une telle méthode pour ses dosages d'azote; car, son travail, — intéressant comme tout ce qui touche à ce sujet autant du ressort de la psycho-physiologie que de la chimie physiologique, qui a exigé beaucoup de temps et de patience et qui paraît avoir été assez bien conduit au point de vue des recherches physiologiques qu'il se proposait de faire, — laisse forcément un doute dans l'esprit, sur certains points tout au moins.

Expériences. — Après nous être assurés d'une perte constante d'azote par des analyses nombreuses faites en premier lieu sur l'urine, en conduisant simultanément des opérations *avec addition ou sans addition* de perchlorate de potasse, nous avons opéré directement sur une quantité déterminée de sulfate d'ammoniaque en solution dans 5 à 6 centim. cubes d'eau distillée, à laquelle nous ajoutions 5 centim. cubes de $SO^4 H^2$ pur, de façon à nous mettre dans les mêmes conditions que pour l'urine.

Nous avons d'abord acquis la conviction, à la suite de nos premiers essais, que les pertes d'azote affectaient une marche dépendant à la fois des quantités de perchlorate de potasse et de sulfate d'ammoniaque en présence. Pour établir, ensuite, les lois de variations de ces pertes vis-à-vis de ces deux facteurs, nous avons procédé aux essais suivants :

I. — *Action du perchlorate de potasse sur une quantité déterminée de sulfate d'ammoniaque, le premier sel variant seul.* — Nous avons fait trois essais, A, B, C, avec des quantités égales de sulfate d'ammoniaque pesées avec soin. Après avoir agi comme il vient d'être dit et avoir chauffé le mélange acide pour évaporer l'eau de dissolution du sel, nous avons ajouté aux deux essais B et C seulement des doses différentes de perchlorate de potasse, à l'un 25 centigr., à l'autre 50 centigr. Nous avons chauffé fortement, le perchlorate de potasse, même en présence d'acide sulfurique concentré, ne se décomposant qu'à une température élevée.

Il se produit bientôt dans toute la masse liquide un dégagement assez abondant de gaz à odeur de chlore, faisant entendre de très légères crépitations. On continue l'action de la chaleur jusqu'à ce qu'il ne se forme plus de bulles gazeuses, c'est-à-dire jusqu'à ébullition tranquille de l'acide sulfurique.

Nous avons saturé par une solution de soude et nous avons mesuré volumétriquement, comme nous avons l'habitude de le faire, l'azote de la solution ammoniacale avec notre azotomètre à mercure en appliquant la formule classique que nous connaissons pour ramener le volume d'azote à 0° et 760 millim. dans l'air sec.

Le tableau ci-dessous montre les résultats obtenus. Les volumes d'azote consignés en regard de chaque essai représentent des prises égales au dixième de l'essai total, aussi bien pour ce tableau que pour les suivants ; tandis que les quantités de perchlorate de potasse et de sulfate d'ammoniaque correspondent aux opérations entières.

DÉSIGNATION des essais faits avec une dose identique de $(Az\ H^4)^2SO^4$	POIDS de $KClO^4$ ajouté à chaque essai.	VOLUME d'azote à 0° et 760^{mm} dans l'air sec (pour une prise)	PERTES CORRESPONDANTES d'azote	
			A — B	A — C
	gr.	cc.	cc.	cc.
Essai A......	0.00	13.28	»	»
— B.....	0.25	11.63	1.65	»
— C......	0.50	9.78	»	3.50

Nous voyons que l'essai C contenant une dose double de perchlorate de potasse fournit une perte d'azote

(A-C $= 3^{cc},5$) à peu près *double* de celle (A-B $= 1^{cc},65$) provenant de l'essai B.

En d'autres termes, pour une même quantité de sulfate d'ammoniaque, la perte est sensiblement proportionnelle à la quantité de perchlorate de potasse employée.

II. — *Action du perchlorate de potasse sur le sulfate d'ammoniaque pur, ce dernier sel variant seul.* — Nous avons opéré de la même façon que précédemment, en ayant soin, comme plus haut, de faire un essai de contrôle indiquant la quantité d'azote contenue dans le sulfate d'ammoniaque (le sel employé n'ayant pas été desséché).

Voici ce que nous avons obtenu :

ÉNUMÉRATION des essais	POIDS de $KClO^4$ ajouté à chaque essai	QUANTITÉ DE $(AzH^4)^2 SO^4$ de chaque essai	VOLUME d'azote à 0° et 760^{mm} dans l'air sec (pour une prise)	PERTES CORRESPONDANTES d'azote	
				A' — B'	$\dfrac{A'}{2}$ — C'
Essai A'	gr. 0	Q	cc. 16,5	»	»
Essai B'	0,10	Q	15,85	0,65	»
Essai C'	0,10	$\dfrac{Q}{2}$	7,9	»	0,35

La différence $\dfrac{A'}{2}$ — C' est sensiblement deux fois moindre que A'-B'. Pour une même quantité de perchlorate de potasse, la perte est donc à peu près proportionnelle au sulfate d'ammoniaque.

L'écart dans la proportionnalité tient évidemment à la durée de la réaction ou à la vitesse plus ou moins grande de décomposition du perchlorate, laquelle dépend elle-même de la chaleur fournie et de la façon dont le sel oxydant est ajouté. Ainsi, des additions successives et assez éloignées produisent une perte d'azote plus considérable que si la même dose avait été introduite dans l'essai en une seule fois au début de l'opération. Dans ce dernier cas, par suite de sa décomposition trop rapide, le perchlorate de potasse n'utilise qu'une partie de son effet : une certaine fraction du gaz oxydant est expulsée avant d'avoir pu porter son action sur l'ammoniaque.

III. — *Action d'un grand excès de perchlorate de potasse sur une quantité déterminée de sulfate d'ammoniaque. Perte maxima d'azote.*

ÉNUMÉRATION des essais	POIDS de $KClO^4$ de chaque essai	QUANTITÉ de $(AzH^4)^2SO^4$ de chaque essai	VOLUME D'AZOTE à $0°$ et 760^{mm} dans l'air sec (p. une prise)	PERTES CORRESPONDANTES d'azote	
				$A" - B"$	$\dfrac{A"}{2} - C"$
	gr.		cc.	cc.	cc.
Essai . A"	0	S	13,28	»	»
— B".	2	S	9,58	3,70	»
— C".	1,20	$\dfrac{S}{2}$	4,85	»	1.79

En examinant les résultats consignés dans ce tableau, on s'aperçoit que la perte subie par l'essai B" ($3^{cc},7$) est peu différente de celle fournie, dans le premier tableau, par l'essai C ($3^{cc},5$) fait avec la même quantité de sulfate d'ammoniaque ($A = A"$), mais avec 50 centigr. de perchlorate de potasse, c'est-à-dire une dose quatre fois moindre ; et cependant, les expériences précédentes nous ont montré que, dans les limites où nous nous sommes placé, la perte est proportionnelle au perchlorate de potasse.

De même, C" ne donne que $\dfrac{13,28}{2} - 4,85 = 1^{cc},79$ de perte sous l'influence de 1 gr. 20 d'oxydant.

Il n'y a pas lieu d'incriminer ici la rapidité de décomposition du perchlorate de potasse, ni la dose employée qui eût été de beaucoup plus que suffisante, par comparaison avec les expériences précédentes, pour faire disparaître tout l'azote de chaque essai si la chose eût été possible.

Nous pourrions multiplier les exemples de cette nature, mais ces deux derniers suffisent amplement, il me semble, pour montrer que la perte d'azote avec un *excès de perchlorate de potasse* correspond à un *maximum* et que ce maximum lui-même varie dans le même sens que le *poids de sulfate d'ammoniaque* de l'opération.

En outre, si nous comparons cette perte maxima à l'azote total de l'essai, nous constatons qu'elle s'éloigne peu du *quart de cet azote total*, tout en lui étant, d'une façon générale, légèrement supérieure.

Nous allons terminer cet exposé en rapportant quelques dosages exécutés sur l'urine.

DÉSIGNATION DES ESSAIS		POIDS de KClO⁴ ajouté à chaque essai	VOLUME D'AZOTE à 0° et 760ᵐᵐ dans l'air sec (Pour une prise)	PERTES D'AZOTE correspondant à chaque essai
Urine n° 1.	Essai A ..	0 gr. —	16^{cc},6	A — A' = 0^{cc},6
	Essai A'..	0 gr. 25	16^{cc}	
Urine n° 2.	Essai B ..	0 gr. —	17^{cc},7	B — B' = 0^{cc},8
	Essai B'..	0 gr. 25	16^{cc},9	
Urine n° 3.	Essai C ..	0 gr. —	14^{cc},85	C — C' = 3^{cc},1
	Essai C'..	0 gr. 50	11^{cc},75	

L'examen attentif de ces résultats nous fait voir que pour une quantité équivalente d'azote et de perchlorate de potasse, la perte est moindre pour une opération faite sur l'urine (ou autre matière organique), que sur le sulfate d'ammoniaque. Pour s'en convaincre, il suffit de remarquer que les essais des urines n° 1 et n° 2, qui ont reçu chacun 0 gr. 25 de perchlorate, ont éprouvé une perte qui n'est pas beaucoup supérieure à celle obtenue dans le deuxième tableau avec 10 centigr. seulement.

Nous devons l'attribuer, sans aucun doute, à ce qu'une bonne partie de ce corps est employée à détruire la matière goudronneuse formée.

J'ai remarqué que 10 à 12 centigr. de perchlorate de potasse suffisent, ordinairement, pour décolorer complètement une opération faite sur 10 centim. cubes d'une urine de moyenne concentration. C'est donc surtout l'excédent, comme nous le disions plus haut, qui agira sur l'ammoniaque formée.

Les pertes d'azote, dans les deux cas que nous venons de considérer, sont dans le rapport de 3 à 4, bien que la quantité de perchlorate soit la même. Cet écart ne peut pas s'expliquer seulement par la différence d'azote des essais, il faut aussi faire intervenir la façon dont a été conduite l'opération. Dans le deuxième cas, on a fait des additions successives de sel de façon que l'action oxydante se manifeste plus lentement et plus régulièrement.

La perte serait probablement très faible s'il était possible de ne pas dépasser la dose de perchlorate de potasse juste nécessaire à la décoloration ; on peut évaluer, je crois, à une moyenne de 5 centigr. à 10 centigr. l'excès de sel ajouté, qui correspond, pour une seule prise de l'azotomètre, à quelques dixièmes de centim. cubes d'azote.

On pourrait se demander ce qui se passe dans la réaction et sous quelle forme se fait cette perte d'azote ? Pour élucider la question, il n'y aurait qu'à recueillir ce qui se dégage. Mais l'intérêt n'en serait pas grand. Le point capital était de mettre en évidence la perte d'azote. Il est infiniment probable, d'ailleurs, que l'azote est expulsé sous forme de gaz et que c'est surtout l'action du *chlore* qui intervient.

Conclusions. — De ce qui précède, nous devons tirer les conclusions suivantes :

1° L'usage du perchlorate de potasse pour favoriser l'oxydation dans le dosage de l'azote total par la méthode de Kjeldahl donne lieu, d'une façon constante, à une *perte d'azote pendant la combustion.*

2° Pour une même quantité de perchlorate de potasse, la perte est sensiblement proportionnelle au sulfate d'ammoniaque formé, c'est-à-dire à la quantité d'azote de l'essai.

3° Inversement, pour une même quantité d'azote, la perte est proportionnelle au perchlorate de potasse employé, jusqu'à une certaine *limite maxima* variable elle-même avec le sulfate d'ammoniaque (azote) en présence.

4° *Cette perte maxima* se rapproche du *quart de l'azote total*, tout en lui étant, d'une façon générale, légèrement supérieure.

F. — Action du chlorure de platine. — Nous venons de montrer les inconvénients de l'emploi du perchlorate de potasse comme adjuvant dans la méthode de Kjeldahl, inconvénients qui doivent être attribués, suivant toutes probabilités, à l'action du chlore. D'autre part, M. Delépine, dans une note parue à la même époque (*Bull. Soc. ch.*, 20 février 1895), a signalé également l'insuffisance de la méthode de Kjeldahl (avec $KMnO^4$ comme oxydant) pour le dosage de l'azote, soit dans le chloroplatinate d'ammoniaque, soit dans les chloroplatinates d'alcalis organiques (chloroplatinate de triméthylamine) ; et il a attribué comme nous, et avec raison, d'ailleurs, la cause de la perte à l'action du chlore. En présence de ces faits, il était logique de se demander si une perte d'azote ne devait pas se produire chaque fois qu'il y aurait addition de chlorure de platine $PtCl^4$, et cela, quelle qu'en

soit la quantité, à une opération de Kjeldahl qui, en définitive, est une solution ammoniacale dans l'acide sulfurique,
plus de la matière organique non encore complètement trans-
formée.

Il se forme toujours, en effet, une certaine quantité de
chloroplatinate d'ammoniaque $(AzH^4)^2PtCl^6$, en rapport avec
la dose de chlorure de platine, quand on ajoute ce sel à
une solution acide d'un sel ammoniacal. Or, il n'y a aucune
raison pour ne pas admettre que ce qui est vrai lorsque la
liqueur ne contient que du choroplatinate, ne le soit plus
quand, en plus de ce sel, elle renferme une solution sulfurique de sulfate d'ammoniaque.

Cette perte existe en réalité; et les expériences que nous
trouverons plus loin ont confirmé ces prévisions qui s'impo-
saient en pareilles circonstances.

Mais alors, et c'est là justement un point important du
problème que nous nous sommes posé, on doit se demander
pourquoi il ne se produirait pas également une perte d'azote,
si faible soit-elle, dans la modification proposée par Ulsch
(*Chem. Centralbl.*, 1886, 355) et même dans celle proposée
par Jodlbauer (*ibid.* 433)?

N'envisageons ici, pour l'instant, que la méthode de Ulsch.
Nous savons que la modification qu'il a apportée à la méthode
de Kjeldahl consiste à ajouter, pour faciliter l'opération,
5 centigr. de bioxyde de cuivre et cinq gouttes (pas plus) d'une
solution de chlorure de platine contenant 4 centigr. de platine
par centimètre cube, c'est-à-dire, 1 centigr. de platine ou
1 centigr. 717 de chlorure de platine par centimètre cube.

La seule différence qui existe entre les conditions que nous
avons envisagées tout à l'heure donnant lieu à une perte d'azote
et la modification de Ulsch, consiste en l'addition d'oxyde de
cuivre à la place de permanganate de potasse. Il est certain
que si, en opérant comme Ulsch le propose, on obtient de

bons résultats, il faudra forcément admettre que l'erreur aura été évitée grâce à la présence du bioxyde de cuivre, qui agirait alors tout autrement (et il ne serait pas surprenant qu'il en fût ainsi) que le permanganate de potasse avec lequel nous avons fait des essais, — ou encore, grâce à la faible quantité de chlorure de platine, car l'auteur conseille de ne pas dépasser cinq gouttes de la solution platinique. Aurait-il constaté des inconvénients à aller au delà ? La chose est bien possible, et on serait tenté de le croire, puisqu'il fait des réserves ? Dans une action ainsi limitée, il est admissible que le chlore, qu'est susceptible de fournir la petite quantité de chlorure de platine employée, agisse seulement sur la matière organique et que, pour produire une perte d'azote, il en faille en excès ? Ce serait alors une action à peu près semblable à celle du perchlorate de potasse.

Quoi qu'il en soit, il n'y a qu'un moyen de trancher la question avec certitude, c'est de procéder à des expériences comparatives. Nous nous proposons de le faire très prochainement, n'ayant pas eu le temps jusqu'alors de nous livrer à cette vérification.

Pour le moment, nous nous contenterons de déterminer *suivant quelles lois se font les pertes d'azote* (chose que M. Delépine n'a pas recherchée), soit dans un dosage exécuté sur le *chloroplatinate d'ammoniaque* lui-même, soit dans un milieu où il s'est formé une *certaine quantité de chloroplatinate par addition de chlorure de platine*.

La question nous a paru présenter un intérêt suffisant pour nous décider à rapporter ici les résultats de nos recherches.

Voici les opérations auxquelles nous nous sommes livré :

Expériences. — I. — Nous avons d'abord fait deux essais avec la même quantité de chlorhydrate d'ammoniaque.

Chaque dose de ce sel, introduite préalablement dans un flacon d'Erlenmeyer, a été dissoute dans 2 ou 3 centim. cubes d'eau distillée. Nous avons fait de même dissoudre à part 20 centigr. de chlorure de platine que nous avons ajoutés au chlorhydrate d'ammoniaque de l'un des flacons. Il s'est produit immédiatement du chloroplatinate d'ammoniaque. Comme il y a excès à dessein de sel ammoniac, tout le chlorure de platine entre en combinaison. Nous avons enfin ajouté 5 centim. cubes d'acide sulfurique concentré et pur dans chaque flacon. L'essai n'ayant pas reçu de chlorure de platine servait de terme de comparaison. Nous avons chauffé jusqu'à décomposition complète du chloroplatinate qui commence à perdre du chlore vers 200° ; il faut un temps assez long et une température relativement élevée. Finalement, la couleur du mélange, de jaune qu'elle était, devient verdâtre, puis grisâtre et le platine se rassemble au fond du vase sous l'influence de la chaleur.

Nous avons décanté dans un flacon jaugé de 100 centim. cubes ; nous avons saturé l'acide libre par une solution de soude, comme d'habitude, et nous avons opéré sur 10 centimètres cubes de liquide, soit sur le dixième du volume total ; nous avons traité cette prise par une solution alcaline d'hypobromite de soude dans un azotomètre à mercure très précis. Le volume d'azote obtenu et qui sera mentionné dans les tableaux suivants correspondra donc au 1/10 de l'azote total. La quantité de chlorure de platine indiquée sera celle, au contraire, qui aura été ajoutée à l'opération entière. Il en sera de même pour les tableaux suivants.

TABLEAU I

ESSAIS faits avec la même quantité de AzH^4Cl	POIDS de $Pt\,Cl^4$ ajouté à chaque essai	VOLUME d'azote obtenu à 10° et 760^{mm} dans l'air sec (pour une prise)	VOLUME d'azote total à 0° et 760^{mm} dans l'air sec	PERTE TOTALE d'azote exprimée en volume $(A\text{-}B) \times 10$	PERTE TOTALE d'azote exprimée en poids
	gr.	cc.	cc.	cc.	$10^{cc}5$ $\times$ 0 gr. 001256
Essai A	0	12,22	122,2	10,5	=
Essai B	0,20	11.17	111,7		0 gr. 013188

Nous venons de dire que nous avons fait usage d'un azotomètre très précis ; c'est l'azotomètre que nous avons décrit au commencement de ce travail. Remarquons qu'il importe surtout ici d'opérer dans les mêmes conditions, car il s'agit d'expériences comparatives ; une erreur attenant à l'instrument disparaît par soustraction et n'a, par suite, aucune importance.

Rappelons également que nous avons employé, à dessein, un excès de chlorure d'ammonium, afin que tout le chlorure de platine entrât en combinaison. Nous attirons l'attention sur ce fait, parce que la *perte d'azote en valeur absolue*, ainsi qu'on le verra, dépend de la *quantité de chloroplatinate formé*, c'est-à-dire du chlorure de platine et non de l'*azote total du mélange* (comme il arrive avec le perchlorate de potasse) ; mais la *perte en valeur relative* sera évidemment d'autant plus grande pour un même poids de chlorure de platine, que la *quantité d'azote total* sera plus petite. Nous comparons, en effet, deux termes dont l'un restant fixe, l'autre peut varier.

II. — Voici d'autres essais faits, cette fois, avec du sulfate d'ammoniaque et du chlorure de platine. Nous avons suivi une marche parallèle aux deux essais précédents. Les quantités de $(AzH^4)^2SO^4$ et de SO^4H^2 sont les mêmes pour les deux opérations; mais l'une d'elles a reçu 20 centigr. de chlorure de platine que l'on a fait dissoudre à part et que l'on a ajoutés ensuite à la solution de sulfate d'ammoniaque avant l'introduction de l'acide sulfurique.

Comme plus haut, la prise correspond au 1/10 de l'essai total.

TABLEAU II

ESSAIS faits avec la même quantité de $(AzH^4)^2 SO^4$	POIDS de $PtCl^4$ ajouté à chaque essai	VOLUME d'azote obtenu à 0° et 760^{mm} dans l'air sec (pour une prise)	VOLUME d'azote total à 0° et 760 mm. dans l'air sec	PERTE totale d'azote (en volume) $(A-B)\,10$	PERTE totale d'azote (en poids)
	gr.	cc.	cc.	cc.	$6^{cc}8$
Essai A..	0	13,25	132,5		$\times$
				6,8	0,001256
» B..	0,20	12,57	125,7		$=$
					0 gr. 008541

Dans les essais précédents, nous avons opéré sans addition d'oxydant. Voici un troisième exemple dans lequel nous avons ajouté une certaine quantité de permanganate de potasse au sulfate d'ammoniaque qui a reçu le chlorure de platine.

Le tableau III rend compte des résultats. Rappelons ici que l'emploi du permanganate de potasse ne donne lieu à aucune perte d'azote.

Tableau III.

ESSAIS faits avec la même quantité de $(AzH^4)^2SO^4$	Pt Cl⁴ ajouté à chaque essai	VOLUME d'azote obtenu à 0° et 760ᵐᵐ dans l'air sec (pour une prise).	VOLUME d'azote total à 0° et 760ᵐᵐ dans l'air sec	PERTE totale d'azote (en volume) (A—B) 10	PERTE TOTALE d'azote (en poids)
	gr.	cc.	cc.	cc.	cc.
Essai A......	0	11,59	115,9		5,4 × 0,001256
— B......	0,16	11,05	110,5	5,4	= 0 gr. 0,0067874

Nous pourrions inutilement multiplier les exemples.

Cherchons maintenant à expliquer ce qui se passe dans la réaction et voyons si la perte théorique déduite de nos conclusions est identique à la perte fournie par l'expérience.

Ne considérons pour l'instant que le chloroplatinate sans nous occuper de savoir si l'essai a été préparé avec du chlorhydate ou du sulfate d'ammoniaque.

Nous savons que le chlorure de platine (qu'il soit ou non en combinaison avec l'ammoniaque) perd assez facilement son chlore sous l'influence de la chaleur, et que le chlore détruit le chloroplatinate d'ammoniaque selon l'équation :

$$(Az\,H^4)^2\,Pt\,Cl^6 + 6\,Cl = Pt\,Cl^4 + 8\,HCl + 2\,Az.$$

A l'inspection de cette équation, on remarque qu'il a fallu, pour décomposer le chloroplatinate d'ammoniaque, une dose de chlore égale à celle contenue dans le chloroplatinate ; par conséquent, la moitié du chlorure de platine du chloroplatinate formé tout d'abord a été employée (en pure perte) à la décomposition de l'autre moitié. Cette moitié de chloroplatinate d'ammoniaque donne *tout son azote*, et le chlorure de platine qui entre dans sa composition est entièrement régénéré et apte à fournir de nouveau du chloroplatinate, « à condition qu'il y ait un excès de sel ammoniacal dans la liqueur, ce qui est le cas dans les exemples que nous avons donnés ci-dessus ». L'autre portion de chlore est expulsée sous forme d'acide chlorhydrique.

Ne perdons pas de vue que nous sommes en présence seulement de $(AzH^4)^2 SO^4$ en solution dans SO^4H^2 et que ce chlorure de platine régénéré, pour fournir du chloroplatinate d'ammoniaque, est obligé d'abandonner le *tiers* de son chlore ; les *deux tiers* restant sont transformés en chloroplatinate d'ammoniaque, lequel emploiera encore la moitié de son chlore à décomposer l'autre moitié de chloroplatinate.

Ainsi, soit A l'azote total du chloroplatinate à l'origine.

La première décomposition donnera lieu à une expulsion d'azote égale à

$$\frac{A}{2} = A'$$

La deuxième phase de la réaction correspondant à une quantité de chloroplatinate égale aux $\frac{2}{6} = \frac{1}{3}$ de la première phase, dégagera également tout son azote, soit $\frac{1}{3}$ de $\frac{A}{2}$ ou :

$$\frac{1}{6} A = \frac{1}{3} A'$$

et ainsi de suite, jusqu'à expulsion complète de l'azote du chloroplatinate d'ammoniaque susceptible de se former, — chaque portion d'azote dégagée étant égale au tiers de la précédente.

Nous sommes donc en présence d'une progression géométrique décroissante, dont le premier terme sera la moitié de l'azote du chloroplatinate d'ammoniaque formé en premier lieu, la raison $\frac{1}{3}$ et le dernier terme infiniment petit.

Or, la limite de la somme des termes d'une telle progression s'obtient en divisant le premier terme par l'excès de l'unité sur la raison :

$$S = \frac{a}{1 - q}.$$

S étant la somme, a le premier terme et q la raison.

Remarque. — Pour appliquer la formule aux essais des tableaux précédents, il faut connaître la valeur du premier terme de la progression, et pour cela, nous devons considérer séparément les opérations faites sur le chlorhydrate d'ammoniaque et celles faites sur le sulfate.

Dans le cas du chlorhydrate d'ammoniaque, tout le chlorure de platine a été utilisé à former du chloroplatinate. Avec le $(AzH^4)^2 SO^4$, au contraire, le chlorure de platine a été obligé de fournir préalablement le tiers de son chlore pour donner du AzH^4Cl qui s'est ensuite combiné aux deux autres tiers de chlorure de platine disponibles ; il n'y aura, de la sorte, que cette quantité de $(AzH^4)^2 Pt Cl^6$ qui entrera en jeu pour donner lieu à la perte d'azote. Les réactions, à partir de ce moment, se poursuivront d'une façon identique dans les deux cas, puisque les milieux sont les mêmes : une solution sulfurique de sulfate d'ammoniaque, plus le précipité de chloroplatinate. En effet, dans l'essai au chlorhydrate d'ammoniaque, dès l'addition d'acide sulfurique et l'action de la chaleur, l'acide chlorhydrique du sel ammoniac en excès est expulsé et son ammoniaque passe à l'état de sulfate.

En résumé, si nous représentons par A, comme plus haut l'azote total du chloroplatinate d'ammoniaque correspondant à 0 gr. 20 de chlorure de platine (tableaux I et II), la perte d'azote sous l'influence de la première décomposition du chloroplatinate (dans l'essai au chlorhydrate) sera :

$$\frac{A}{2}$$

ce sera le premier terme de la progression.

La perte correspondant à l'essai au sulfate sera :

$$\frac{1}{2} \times \frac{2}{3} A = \frac{A}{3}$$

ce sera également le premier terme de cette seconde progression. Dans l'essai au sulfate d'ammoniaque du tableau III qui n'a reçu que 16 centigr. de Pt Cl^4, la perte d'azote serait :

$$\frac{B}{3}$$

Évaluons donc toutes les pertes théoriques correspondant aux essais des trois tableaux :

20 centigr. de chlorure de platine versé dans l'essai au Az H^4 Cl donnera :

$$0 \text{ gr. } 2631 \text{ de } (Az H^4)^2 Pt Cl^6$$

contenant une quantité d'azote égale à : A = 0 gr. 016556 dont la moitié est :

$$\frac{A}{2} = 0 \text{ gr. } 008278$$

Ce même poids de chlorure de platine versé dans l'essai au $(Az H^4)^2 SO^4$

donnera une quantité de chloroplatinate égale à

$$\frac{2}{3} \times 0 \text{ gr. } 2631$$

contenant une quantité d'azote égale à :

$$A' = \frac{2}{3} A = 0 \text{ gr. } 0110373$$

dont la moitié

$$\frac{A'}{2} = \frac{A}{3} = 0,0055187$$

Nous devons donc avoir des pertes d'azote égales à :

1° Dans le cas du chlorhydrate d'ammoniaque :

$$S \; \frac{0,008278}{1 - \frac{1}{3}} = \frac{3}{4} \times 0,016556 = 0 \text{ gr. } 012412 = \frac{3}{4} A$$

2° Dans l'essai au sulfate d'ammoniaque (tableau II) :

$$S' = \frac{0,0055187}{1 - \frac{1}{3}} = \frac{3}{4}\,A' = \frac{3}{4} \times \frac{2}{3}\,A = \frac{\mathring{A}}{2} = 0\ \text{gr. } 008278$$

3° La perte, dans l'essai du tableau III, se calculerait de la même façon, en tenant compte de ce fait que nous n'avons employé que 0 gr. 16 de chlorure de platine. On aurait :

$$S'' = 0\ \text{gr. } 006787$$

Dans tous les cas, la perte d'azote se trouve donc égale *aux trois quarts de l'azote contenu dans le chloroplatinate d'ammoniaque qui a pu se former dans l'opération.*

Comparons les pertes théoriques aux pertes obtenues dans nos expériences, en les réunissant dans un même tableau :

Tableau IV

DÉSIGNATION des opérations	PERTES totales d'azote fournies par l'expérience.	MÊMES pertes exprimées en volume	PERTES totales d'azote calculées	MÊMES pertes (théoriques) exprimées en volume	Différence entre la perte expérimentale et la perte théorique	AZOTE total de chaque essai
	gr.	cc.	gr.	cc.	gr.	gr.
Tableau I..	0,013 188	10,5	0,012 412	10	0,000776	0,15348
Tableau II.	0,008 541	6,8	0,008 278	6,59	0,000263	0,16642
Tableau III.	0,006 787	5,4	0,006 622	5,27	0,0000165	0,14557

Nous voyons qu'il y a une différence si minime qu'elle peut être considérée comme appartenant aux erreurs d'expérience, puisqu'elle atteint à peine 1/200e du poids de l'azote total pour la perte la plus accentuée.

Nous croyons donc qu'il y a lieu de penser que c'est bien ainsi que les choses se passent en réalité. En tout cas, s'il ne faut voir dans tous ces faits qu'une simple coïncidence, elle est pour le moins *bizarre.*

Il est bon de faire remarquer que, dans un essai non rapporté ici, nous avons obtenu une perte inférieure à la perte prévue.

Cette anomalie apparente tenait, d'une part, à ce que la combustion n'était sans doute pas complètement achevée, car il faut chauffer longtemps et fortement pour que tout le platine soit réduit; d'autre part, le succès de l'opération dépend aussi de la façon dont elle est conduite : si elle marche trop vite, il se peut que le chlore ne soit pas utilisé entièrement et qu'une partie soit expulsée avant d'avoir produit son effet, comme cela arrive avec le perchlorate de potasse.

M. Delépine a fait deux dosages par la méthode de Kjeldahl : l'un sur le chloroplatinate de triméthylamine, l'autre sur le chloroplatinate d'ammoniaque. Dans cette dernière opération, la perte d'azote est un peu supérieure aux trois quarts de l'azote total. Le chloroplatinate d'alcali organique a fourni une perte beaucoup plus faible, elle n'a atteint que le quart environ de l'azote total.

Comment expliquer cette différence ? Remarquons qu'une bonne partie du chlore, dans le cas du chloroplatinate de triméthylamine, a porté son action sur les autres éléments de la matière organique à détruire et non sur l'ammoniaque. Il en sera ainsi chaque fois sur une matière organique; c'est le cas général.

Il en résulte que la perte d'azote, qui est en rapport avec la quantité de chloroplatinate d'ammoniaque facile à évaluer quand il s'agit d'opérations faites sur des *sels ammoniacaux* comme nous venons de le voir, devient complètement impossible à déterminer, à priori, dans le cas de *substances organiques*.

Quoi qu'il en soit, la perte d'azote sera toujours en raison directe de la quantité de chlorure de platine employée (pourvu qu'il y ait excès d'ammoniaque par rapport à $PtCl^4$).

Avant d'abandonner cette question relative à l'action du chlorure de platine dans la méthode de Kjeldahl, revenons un instant sur les modifications de Ulsch et de Jodlbauer et cherchons à évaluer, d'après nos déductions précédentes, la perte théorique que pourrait produire 1 centigr. 717 de chlorure de platine que ces auteurs conseillent d'ajouter à chaque opération.

Si tout le chlorure de platine devait former du chloroplatinate d'ammoniaque, il se produit une quantité de ce sel correspondant à 0 gr. 0014213 d'azote. On aurait alors une perte d'azote, puisqu'il s'agit ici de sulfate d'ammoniaque, égale à :

$$\frac{1}{2} \times 0,0014213 = 0 \text{ gr. } 0007106$$

Or, nous sommes en présence d'une substance organique, et nous venons de voir que la perte, dans ces conditions, est beaucoup plus faible. Si nous la supposons de même grandeur que celle fournie par le chlorhydrate de triméthylamine, par exemple, nous aurons une perte égale au quart environ de l'azote du chloroplatinate, soit :

$$\frac{1}{2} \times 0,0007106 = 0 \text{ gr. } 0003553$$

Si, d'autre part, nous supposons que la prise d'essai contienne 3 ou 4 centigr. d'azote, dose ordinaire, on obtiendrait une perte qu'on devrait évaluer approximativement à 1 p. 100 de l'azote total. Mais si, comme il est probable, la perte est encore inférieure au quart, en raison de la plus grande quantité de matière organique à brûler, et si nous la supposons être égale au huitième seulement, la perte serait alors de 1/2 p. 100, erreur qui pourrait peut-être passer inaperçue et qui expliquerait la raison pour laquelle elle aurait échappé aux auteurs.

Mais ce sont là des *hypothèses* et, en chimie, comme en

toutes choses, d'ailleurs, l'expérience doit avoir le dernier mot. Il est possible, en somme, que la présence du bioxyde de cuivre modifie les conditions. — Nous nous proposons d'élucider la question, ainsi que nous l'avons dit au début de cette étude ; pour l'instant, notre but se borne à attirer l'attention sur ce point.

Conclusions. — En résumé, voici les conclusions que nous pouvons tirer des expériences auxquelles nous nous sommes livré :

1° La perte d'azote, dans une opération de Kjeldahl effectuée sur un chloroplatinate d'ammoniaque ou d'alcali organique, ou bien, l'addition de chlorure de platine à un sel ammoniacal (ce qui ramène au premier cas), varie *en raison directe* de la quantité de chloroplatinate ou de chlorure de platine, en d'autres termes, proportionnellement à la quantité de chlore de ces corps.

2° La perte est égale aux *trois quarts de l'azote du chloroplatinate d'ammoniaque* de l'opération dans le cas où on agit sur le chloroplatinate d'ammoniaque directement, ou lorsqu'on verse du chlorure de platine dans une solution de chlorhydrate d'ammoniaque, ce qui revient au même.

3° Elle est égale à *la moitié* dans le cas où le chlorure de platine est ajouté à la solution de sulfate d'ammoniaque.

4° Cette perte est déterminée par la limite de la somme des termes d'une progression géométrique décroissante dont la raison est toujours 1/3 et le premier terme variable suivant le cas.

G. — Influence du bichromate de potasse. — Avant de terminer l'étude de cette série d'adjuvants, nous croyons devoir ajouter que M. Krüger, dans ces derniers temps, a proposé l'addition (au mélange d'acide sulfurique et de substance) d'une petite quantité de *bichromate de potasse* pulvérisé, dépassant de 50 centigr. à peu près le poids nécessaire

M.

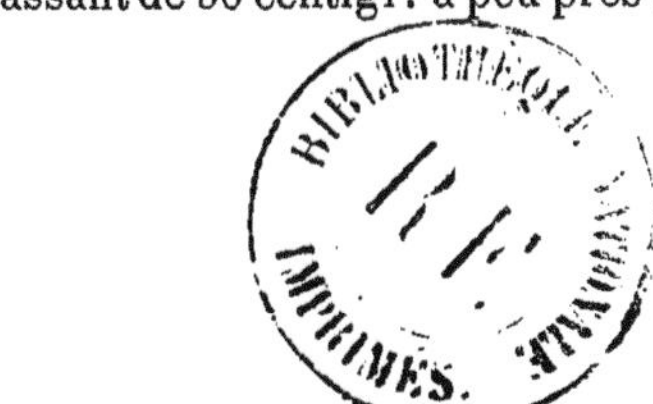

7

à l'oxydation complète de la substance. Cette addition peut se faire soit d'un seul coup, soit par petites portions, suivant que le dégagement d'anhydride carbonique à froid est plus ou moins violent. On chauffe ensuite d'abord au bain-marie, puis très doucement à feu nu. L'oxydation dure quinze à trente minutes en tout; elle est donc de peu de durée. On reconnaît qu'elle est terminée lorsque le dégagement gazeux s'arrête et que la liqueur a pris une teinte d'*un vert pur*. L'auteur termine l'opération en dosant l'ammoniaque par distillation à la façon ordinaire et en employant des liqueurs décimes d'acide oxalique et de soude, et, pour indicateur coloré, l'acide rosalique. Il opère dans un verre de Bohême, à large ouverture, de 150 centim. cubes.

Nous ne saurions dire si l'on obtient de bons résultats par le procédé ordinaire; mais, ce que nous pouvons affirmer, à la suite d'expériences que nous avons faites, c'est qu'il n'est pas possible d'en faire usage dans le dosage de l'azote par le procédé volumétrique. On ne pourrait pas procéder à la *saturation exacte* de la liqueur acide; les *changements de teinte de l'indicateur* ne seraient pas perçus nettement, et, d'autre part, une *filtration* de la solution ammoniacale deviendrait nécessaire pour séparer le précipité chromique.

H. — INFLUENCE DE L'OXALATE NEUTRE DE POTASSE. — Tout dernièrement, M. Denigès a conseillé, à propos de la méthode Kjeldahl-Henninger, d'ajouter à l'opération faite sur 10 centim. cubes d'urine, une fois la mousse tombée, une petite quantité d'une solution d'oxalate neutre, « 4 à 6 centim. cubes d'une solution à 1 ou 2 p. 100 ». L'acide oxalique agirait comme réducteur et le sulfate acide de potasse élèverait légèrement le point d'ébullition du mélange sulfurique. Nous avons constaté plus haut, en effet, que la chaleur a une action manifeste sur la rapidité de la combustion. Mais il faut bien dire que, en raison de la petite quantité d'oxalate que l'on ajoute, le point d'ébullition ne peut pas être beaucoup augmenté.

A notre avis, on ne doit pas trouver un grand avantage à employer l'oxalate de potasse comme agent auxiliaire ; j'estime qu'avec de l'acide sulfurique simplement et en activant la chaleur on peut obtenir une combustion sensiblement aussi rapide.

Quoi qu'il en soit, cet adjuvant est applicable dans le cas qui nous occupe, il n'entraîne aucune perte d'azote par action chimique.

Le sulfate acide de potasse, auquel il donne lieu, a été préconisé déjà par plusieurs auteurs, et en particulier, au Congrès de Chicago en 1894.

Conclusions générales résultant de l'étude de l'emploi des divers adjuvants dans la méthode de Kjeldahl-Henninger. — En résumé, de l'étude à laquelle nous venons de nous livrer au sujet des adjuvants, il résulte que la plupart d'entre eux ne peuvent être employés dans la méthode de Kjeldahl modifiée par Henninger. Les uns, tels que le *mercure et ses dérivés*, parce qu'ils donnent naissance à des composés inattaquables ou difficilement attaquables par les hypobromites ; d'autres, tels que le *bioxyde et le sulfate de cuivre*, parce que, sous l'influence du réactif hypobromique, ils fournissent un gaz (oxygène) qui vient s'ajouter à l'azote ; d'autres enfin, tels que le *perchlorate de potasse, le chlorure platinique*, parce qu'ils produisent une *perte directe d'azote* pendant la combustion par action d'une partie de leur chlore sur l'ammoniaque de l'opération. Pour ces derniers corps, la perte d'azote étant le résultat d'une action chimique pendant la combustion existe aussi bien dans le cas où l'azote est dosé à l'état d'ammoniaque par distillation, que lorsqu'il est déterminé volumétriquement par les hypobromites alcalins. On doit donc les rejeter.

Quelques adjuvants seulement, dont le plus important est

lé permanganate de potasse, ne donnent lieu à *aucune action de milieu* capable d'entraîner à des erreurs, et peuvent être employés à l'occasion.

En définitive, nous pouvons nous passer de ces divers agents auxiliaires, ainsi que nous l'avons déjà dit. L'opération, il est vrai, est un peu plus longue ; mais, comme elle n'exige pas de surveillance spéciale, la question du temps perd considérablement, pour ne pas dire entièrement, de son importance.

APPLICATION DE LA MÉTHODE KJEDAHL-HENNINGER AUX SUBSTANCES ORGANIQUES AUTRES QUE L'URINE. — La méthode de Kjeldahl-Henninger peut être utilisée, tout aussi bien que pour l'urine, à la détermination de l'azote organique d'autres substances solides ou liquides de l'organisme, en particulier, *du lait, du sang, de la chair musculaire, de la viande, de la farine, de liquides pathologiques*, etc.

On se basera, pour la prise d'essai et pour la quantité d'acide sulfurique à employer, sur la richesse en azote de la substance d'une part, et d'autre part, sur la quantité plus ou moins grande de matières organiques à brûler autres que celles azotées.

La prise de matière devra contenir environ 10 à 12 centigr. d'azote, au minimum 5 à 6 centigr., de façon à diminuer la grandeur relative des erreurs de lecture, toutes choses égales d'ailleurs.

I. — Le *lait* contenant de 3 gr. 5 à 3 gr. 6 p. 100 de matières albuminoïdes, une prise de 10 centim. cubes correspondra à peine à 6 centigr. d'azote. En donnant à la liqueur ammoniacale un volume de 50 centim. cubes, et en opérant sur 10 centim. cubes, on dégagera l'azote de 2 centim. cubes de lait et on obtiendra environ 8 à 9 centim. cubes d'azote.

II. — Le *sang* contient environ 20 p. 100 de matières albuminoïdes, soit à peu près 16 centigr. d'azote pour 5 centimètres cubes de sang. Une prise de 5 centim. cubes sera donc largement suffisante. Pour faire cette prise avec facilité, on mettra à profit ce fait démontré par MM. Arthus et Pagès, que la décalcification complète du sang empêche définitivement toute coagulation spontanée quels que soient le temps et la température entre 0° et 45°. Tous les réactifs capables de précipiter la chaux peuvent être utilisés. Celui qui convient le mieux et qui est généralement employé est l'*oxalate neutre de potasse*. D'après ce qui vient d'être dit, on trouvera, en outre, un avantage dans l'emploi de ce sel : c'est sa propriété d'activer, dans une certaine mesure, la combustion.

On mélangera le sang au sortir de la veine à son volume d'une solution d'oxalate neutre de potasse à 1 p. 100. On prélèvera un volume du mélange correspondant à 5 centimètres cubes de sang ; on ajoutera l'acide sulfurique et on tiendra compte de la dilution.

III. — La *viande maigre de bœuf*, par exemple, contenant comme le sang environ 20 p. 100 de matières albuminoïdes, on en prélèvera de même une prise de 5 gr., etc.

Il n'y aurait aucun intérêt à passer en revue chaque substance en particulier ; ces quelques exemples doivent suffire.

Remarque. — Nous ajouterons cependant, suivant le conseil de M. Denigès, que l'on peut ajouter de 2 à 5 centim. cubes d'*alcool*, au début de l'opération, pour faire tomber la mousse qui devient parfois gênante, lorsqu'il s'agit de lait ou de sang. Il est rare que l'on soit obligé de recourir à ce moyen, surtout pour les substances bien déterminées et pures.

Enfin, il se peut que dans quelques cas (lait, sang), ce qui est peu probable, la dose ordinaire de 5 centim. cubes d'acide sulfurique ne soit pas suffisante. On l'augmentera alors légèrement et on la portera à 7 ou 8 centim. cubes. On doit comprendre que nous sommes toujours retenus dans cette voie par la cristallisation possible du sulfate de soude.

VALEUR DE LA MÉTHODE DE KJELDAHL-HENNINGER. — Si nous faisons abstraction des substances appartenant aux dérivés azoïques, aux hydrazines, etc., pour lesquelles la méthode de Kjeldahl n'est pas applicable et qui nécessitent l'emploi de la méthode de Dumas, nous pouvons dire que la modification apportée par Henninger à la méthode de Kjeldahl présente des garanties d'exactitude très satisfaisantes dans son application aux urines en particulier, et en général à un grand nombre de substances.

Nous verrons au chapitre suivant, que les résultats obtenus avec le sulfate et le chlorhydrate d'ammoniaque purs ne laissent rien à désirer. Voici ceux obtenus dernièrement par M. Denigès (de Bordeaux) sur quelques substances :

	AZOTE p. 100	
	Trouvé	Calculé
Aniline	15,08	15,05
Para-toluidine	13,02	15,09
Acide hippurique	7,88	7,82
Albumine sèche	15,30	15,53
Sulfate de quinine desséché	7,45	7,51

Remarquons que l'albumine lui a donné un résultat un peu faible ; cette constatation a déjà été faite par d'autres auteurs à propos de la méthode de Kjeldahl.

Nous pouvons, par des considérations d'ordre théorique, établir une comparaison entre la méthode de Kjeldahl proprement dite et la méthode volumétrique :

Dans le dosage de l'ammoniaque par distillation, — en dehors des pertes possibles pendant la distillation et des erreurs susceptibles de se produire également dans la préparation des liqueurs titrées et dont nous ne tiendrons pas compte, — il y a une erreur de lecture que l'on ne peut éviter complètement, et qui tient à la lecture du volume de liqueur alcalimétrique employée pour saturer l'acide sulfurique en excès. Il est difficile, en effet, d'apprécier ce volume à plus de un dixième ou demi-dixième de centimètre cube, surtout ici que le rayon visuel n'est dirigé par aucun point de repère, contrairement à ce qui a lieu pour la mesure des gaz sur l'eau où la lecture se fait par la coïncidence de deux plans.

Or, si nous avons fait usage, ce qui est le cas général, de liqueurs acides et alcalines titrées demi-normales, c'est-à-dire contenant un demi-équivalent d'acide ou de base et se saturant volume à volume, un dixième de centim. cube de liqueur titrée correspondra à 0 gr. 00245 d'acide sulfurique, ou à

$$0{,}00245 \times \frac{14}{49} = 0 \text{ gr. } 0007 \text{ d'azote.}$$

Si nous supposons une urine de 1200 centim. cubes, et si l'opération a porté sur 10 centim. cubes d'urine, on aura une erreur en azote par excès ou par défaut égale à :

$$0{,}0007 \times \frac{1200}{10} = 0 \text{ gr. } 084 \text{ d'azote.}$$

Si l'erreur de l'ecture n'est que de 1/2 dixième de centim. cube, l'erreur sera :

$$\frac{0{,}084}{2} = 0 \text{ gr. } 042 \text{ d'azote.}$$

D'autre part, dans la détermination volumétrique de l'azote nous constaterons au chapitre suivant, que l'on obtient avec des solutions de sulfate ou de chlorhydrate d'ammoniaque des résultats en volumes d'azote dont la différence moyenne avec le volume théorique n'est pas supérieure à un demi-dixième de centim. cube, quand on opère avec soin et avec un bon azotomètre (uréomètre).

L'erreur en azote, dans ces conditions, sera :

$$\frac{0 \text{ gr. } 001256}{2} \times 1200 = 0 \text{ gr. } 0753$$

En admettant même une différence dans les volumes de $0^{cc}1$, l'erreur en azote sera :

$$0,001256 \times 1200 = 0 \text{ gr. } 1507.$$

L'erreur serait évidemment moindre si l'on opérait par comparaison, c'est-à-dire, en agissant d'une part sur une solution titrée d'un sel ammoniacal et d'autre part sur la liqueur à doser.

Nous voyons donc par ces simples considérations théoriques que la différence entre les résultats fournis par les deux procédés de détermination de l'azote (dans la méthode de Kjeldahl) est peu considérable.

Disons-le tout de suite d'ailleurs, nous n'avons pas l'intention de démontrer que le procédé volumétrique est plus exact que le procédé par distillation ; nous voulions simplement faire constater que, bien conduit, il ne lui est pas beaucoup inférieur, et qu'en tout cas, il est d'une très grande simplicité.

Enfin, il a le grand avantage de permettre de faire plusieurs déterminations volumétriques successives sur le même essai ; si les résultats coïncident, on a ainsi la certitude d'avoir bien opéré. Dans la distillation de l'ammoniaque, on n'a pas ce moyen de contrôle.

Ce détail a une certaine importance quand il s'agit d'urine ou autres liquides de l'économie dont la *composition chimique est variable ou n'est pas définie, et où rien ne fait prévoir que l'on a commis une erreur,* puisque l'on n'est pas guidé par des résultats thériques.

Faisons remarquer en dernier lieu que, lorsqu'on a affaire à des produits dont la décomposition par fermentation est rapide et qu'il n'est pas possible d'effectuer le dosage immédiatement, la méthode de Kjeldahl permet de repousser à une date ultérieure l'exécution de l'opération et cela, sans crainte de perte d'azote. Il suffit d'ajouter à la prise de matière, dans le vase où se fera la combustion, la quantité voulue d'acide sulfurique et de boucher.

En *résumé*, de tout ce qui a été dit sur le dosage volumétrique de l'azote total au moyen des hypobromites alcalins, on peut tirer les conclusions générales suivantes que nous résumerons ici en quelques lignes seulement :

En employant de l'*acide sulfurique pur et concentré,* en quantité telle qu'il ne se produise pas *de cristallisation* de sulfate de soude (soit 4 centim. cubes de SO^4H^2 pour 10 centim. cubes d'urine, avec un flacon jaugé de 50 centim. cubes, — ou mieux, 5 centim. cubes d'acide SO^4H^2 pour 20 centim. cubes d'urine, avec un vase jaugé de 10 0 centm. cubes ou de 50 centim. cubes, — ou encore 5 centim. cubes de SO^4H^2 pour 10 centim. cubes d'urine avec un vase de 100 centim. cubes) ; — avec un uréomètre présentant toutes les garanties de précision et de sécurité désirables ; — avec le dispositif indiqué dans le cours de ce travail pour la saturation de la liqueur acide ; — avec une solution hypobromique récente et préparée avec soin — avec une liqueur titrée d'un sel ammoniacal, ou même en faisant usage de glucose pure ; et enfin, en se plaçant toujours dans les mêmes conditions expérimentales, — on obtient de bons résultats et cela, rapidement et sans difficultés.

De plus, avec le nouvel uroazotomètre à eau que nous décrirons plus loin, nous croyons être parvenus à rendre cette méthode d'une application moins *dispendieuse* tout en lui conservant sensiblement la même rigueur que l'on trouve dans l'emploi de l'uréomètre à mercure dont il a été question.

Nous pensons enfin avoir déterminé les conditions vraiment pratiques dans lesquelles il faut se placer pour faire de la modification apportée par Henninger à la méthode de Kjeldahl, un procédé très simple, très commode, suffisamment sûr pour les cas que nous envisageons et capable de rendre de grands services dans beaucoup de circonstances aux physiologistes ainsi qu'aux urologistes. Car, il faut bien le dire, si depuis quelque temps, cette méthode a pris une grande extension dans les laboratoires, souvent aussi elle a donné lieu à des résultats erronés, par suite justement d'une *mauvaise application et de causes d'erreurs que l'on ne soupçonnait pas.*

CHAPITRE II

Dosage de l'urée et de l'azote uréique de l'urine.

L'urée est certainement l'élément le plus important de
l'urine. Elle représente, en effet, la forme sous laquelle
s'élimine la majeure partie des matériaux azotés de désassimilation. Aussi, le nombre considérable de procédés de
dosage qui ont été proposés ne peut s'expliquer, d'une
part, que par l'intérêt physiologique qui s'attache à la connaissance des variations de ce corps ou mieux de l'azote
qu'il contient; d'autre part, que par la difficulté de trouver
une méthode à la fois exacte, rapide et pratique.

Nous allons passer successivement en revue ces divers
procédés de dosage, en indiquant brièvement les principes
sur lesquels ils reposent et les observations auxquelles ils
peuvent donner lieu. Nous développerons plus spécialement
ce qui a trait aux procédés basés sur l'action des hypobromites alcalins. Mais, pour mettre un peu d'ordre dans notre
exposition, il est bon d'établir un classement. Ce classement
peut se faire de deux façons : ou bien, diviser les méthodes
en *méthodes pondérales et méthodes volumétriques*; ou
bien, les classer, d'après les *réactions chimiques* qui en sont
la base. Nous acceptons cette dernière façon d'envisager la
question comme nous paraissant la plus logique.

Nous aurons donc les procédés qui reposent: 1° sur la
précipitation de l'urée par l'azotate mercurique ; 2° sur sa
décomposition en azote et acide carbonique par l'acide
azoteux; 3° sur son hydratation et transformation en acide
carbonique et ammoniaque par les bases ou les acides, ou

même par l'eau ; 4° sur sa transformation par les ferments en carbonate d'ammoniaque ; 5° enfin, sur sa décomposition par les hypobromites alcalins en azote et acide carbonique.

I. — **Dosage de l'urée par l'azotate mercurique.**

Procédé de Liebig. — Le procédé de Liebig, imaginé en 1853, est un procédé volumétrique. Il repose sur le principe suivant :

Le nitrate mercurique donne, avec une solution d'urée très *étendue et à froid*, un précipité blanc cristallin qui est une combinaison d'urée et de nitrate mercurique unie à trois molécules d'oxyde mercurique :

$$2\,CH^4Az^2O + 4\,(AzO^3)^2\,Hg + 3H^2O = 2CH^4Az^2O\,(Az\,O)^2Hg,$$
$$3\,HgO + 6\,AzO^3H.$$

Ce précipité contient pour une partie d'urée 772 parties d'oxyde de mercure. Avec des solutions d'urée de plus grande concentration deux autres composés insolubles et analogues, mais contenant seulement une ou deux molécules de HgO, pourraient se former. La précipitation, dans les conditions que nous venons d'envisager, n'est complète que si le liquide est neutre ou très faiblement acide. On neutralise à mesure, avec une solution de carbonate de soude, l'acide nitrique mis en liberté par le fait de la combinaison de l'urée avec l'oxyde de mercure. Le terme de la réaction est fourni par la coloration jaune que prend le précipité lorsqu'on ajoute du carbonate de soude à une goutte de la liqueur prélevée avec un agitateur.

Tant que l'urée domine, le précipité est blanc ; aussitôt qu'il y a excès de nitrate mercurique, le précipité jaune prend naissance. Toutefois, comme dans le dosage des phosphates par la liqueur d'urane, il faut que la solution mercurielle contienne non seulement la quantité de sel suffisante pour précipiter l'urée, mais encore l'excès nécessaire pour faire apparaître la coloration jaune finale.

Observations. — Le procédé de Liebig appliqué à une solution d'urée pure donne des résultats variables suivant la manière dont on procède à la neutralisation et suivant la concentration ; les écarts peuvent s'élever jusqu'à 14 p. 100. Appliqué à l'urine, les erreurs sont encore plus accentuées : les sulfates, phosphates et carbonates urinaires précipitent le sel mercurique comme le fait l'urée. L'ammoniaque, le carbonate d'ammonium, la créatinine, la créatine, l'allantoïne, la guanidine, l'acide urique, la leucine, la tyrosine, l'albumine, etc., sont dans le même cas.

Les chlorures donnent avec l'azotate mercurique du chlorure mercurique qui ne précipite pas l'urée ; de sorte que le réactif ne précipitera l'urée que lorsqu'on en aura ajouté une quantité suffisante pour transformer tous les chlorures en $HgCl^2$. L'iodure de potassium que l'urine renferme fréquemment serait aussi une cause d'erreur.

Pflüger a profondément modifié ce procédé : « Élimination des sulfates, phosphates, carbonates et urates par une liqueur barytique composée de solutions saturées de nitrate de baryum et de baryte caustique dans la proportion de un pour deux ; correction, au moyen d'une formule empirique, si la quantité d'urée dépasse 20 p. 100 ; correction due à l'acidité ; élimination des chlorures par le nitrate d'argent. » L'erreur provenant de l'ammoniaque peut être évitée en faisant un dosage spécial de ce corps. Enfin, la neutralisation se fait plus commodément si l'on substitue au carbonate de soude, ainsi que l'a conseillé M. Schutzenberger, une bouillie de carbonate de chaux qui transforme en nitrate de chaux l'acide azotique au fur et à mesure de sa formation.

Malgré ces nombreuses modifications qui compliquent baaucoup l'opération, les résultats obtenus sont incertains parce qu'il reste encore des substances agissant sur le réactif mercuriel. Ce procédé, assez fréquemment encore employé en Allemagne, doit donc être complètement abandonné.

II. — Dosage de l'urée par l'acide azoteux.

D'après les recherches de Gréhant, Wœhler, Liebig, Ludwig, Boymond, il résulte que, sous l'influence de l'acide azoteux « réactif de Millon », l'urée se décompose en donnant des volumes égaux d'acide carbonique et d'azote.

Le réactif de Millon est une solution faite à froid avec 125 grammes de mercure et 168 grammes d'acide azotique de $D = 1,42$, étendu de façon à marquer 1,6 environ. Ce liquide renferme de l'azotate de mercure mélangé à de l'acide azoteux et de l'acide azotique.

La réaction sur l'urée peut s'exprimer par l'équation suivante :

$$CH^4Az^2O + AzO^2H + AzO^3H = Az^2 + CO^2 + AzO^3AzH^4 + H^2O.$$

On obtient donc tout l'azote de l'urée et tout le carbone sous forme d'acide carbonique.

Des nombreux procédés basés sur ce principe, tous font intervenir *l'action de la chaleur* pour que la réaction soit complète, sauf un seul, celui de M. le professeur Bouchard.

Nous exposerons brièvement les trois procédés suivants comme étant les plus connus en France.

1º **Procédé de M. Gréhant.** — M. Gréhant se sert de la pompe pneumatique à mercure pour extraire le gaz provenant de la décomposition de l'urée. L'urine est aspirée dans un long tube de verre dans lequel on a fait le vide préalablement avec la pompe ; on y fait pénétrer l'urine par une simple manœuvre de la machine ; on extrait le gaz qu'elle contient ; on complète cette extraction en plongeant le tube dans l'eau chaude ;

puis on y fait pénétrer de la même façon le réactif mercuriel, généralement préparé au moment de l'opération en faisant dissoudre un gramme de mercure dans 10 centim. cubes d'acide azotique pur.

La réaction s'effectue ; on plonge comme tout à l'heure le tube dans l'eau chaude pour achever la décomposition et et extraire complètement les gaz formés. Comme il se produit constamment dans la réaction, en dehors de l'azote et de l'acide carbonique, une assez grande quantité de vapeurs nitreuses, on les absorbe par une dissolution de sulfate de protoxyde de fer. L'acide carbonique est absorbé par la potasse et il reste l'azote. On ramène les volumes à 0° et 760 millimètres dans l'air sec.

Les volumes d'azote et d'acide carbonique obtenus dans cet appareil doivent être égaux.

Remarque. — Ce procédé donne des résultats satisfaisants, mais il a l'inconvénient d'exiger un *appareil très coûteux* qui ne se rencontre généralement que dans les laboratoires de physiologie ; et de plus, le réactif paraît agir sur quelques matières azotées de l'urine autres que l'urée.

2° **Procédé de M. Boymond.** — Dans ce procédé, l'azote et l'acide carbonique sont déterminés par la pesée. L'auteur se sert d'un appareil spécial. Comme précédemment, le dégagement gazeux commence à froid ; on termine la réaction en plaçant l'appareil sur un bain de sable faiblement chauffé, de façon à ne pas porter à l'ébullition.

Le bioxyde d'azote qui se dégage est absorbé avec une bouillie obtenue en mélangeant de l'acide sulfurique pur et concentré avec du sulfate de protoxyde de fer pulvérisé. On chasse les gaz produits par aspiration. On pèse l'appareil avant et après l'opération avec une balance de précision. Le perte de poids correspond à l'acide carbonique et à l'azote qui ont pris naissance.

Observations. — Les gaz libres qui se trouvent en solution dans l'urine se dégagent dans le cours de l'opération sous l'influence de la chaleur et occasionnent une légère cause d'erreur. On a recommandé pour opérer avec plus d'exactitude de chauffer préalablement et légèrement l'urine avec un peu d'acide tartrique. D'autre part, pour quelques auteurs, parmi lesquels Garnier et Schlagdenhauffen, Neubauer et Vogel, le réactif n'agit pas sur les matières azotées autres que l'urée ; pour d'autres, H. Danlos, Kaufmann, il détruirait quelques substances telles que l'acide hippurique, l'allantoïne et des matières extractives. — Quoi qu'il en soit, les manipulations supplémentaires que nous venons d'indiquer, sans compter les causes d'erreurs, exigent un certain temps qui augmente la durée de l'opération réclamant déjà par elle-même trois quarts d'heure environ. Toutes ces raisons rendent ce procédé d'une application difficile et font qu'il est très peu employé.

3° **Procédé de M. Bouchard.** — C'est le seul procédé, nous l'avons dit, qui ne fasse pas intervenir la chaleur, et c'est le seul aussi vraiment *clinique* déduit de la réaction de Millon.

Dans un tube gradué fermé par un bout et maintenu verticalement, on verse 5 à 6 centim. cubes de réactif de Millon, on ajoute ensuite une colonne de chloroforme s'élevant à 10 centim. environ de l'extrémité ouverte du tube, puis 2 centim. cubes d'urine et on achève de remplir avec de l'eau. Le chloroforme sert donc de diaphragme pour empêcher le réactif et l'urine de se mélanger tout d'abord. On ferme le tube avec le doigt, on le retourne et on le débouche dans un verre plein de chloroforme. Quand le dégagement gazeux a cessé, on porte l'appareil sur une éprouvette pleine d'eau et l'on agite pour remplacer par de l'eau le contenu primitif du tube. On absorbe l'acide carbonique par un fragment de potasse et l'on mesure le volume d'azote restant avec les précautions ordinaires.

Afin d'éviter les calculs, le tube de M. le professeur Bouchard est gradué de façon que, pour chaque volume de gaz trouvé, on ait immédiatement la quantité correspondante d'urée. — Chaque division indique un gramme d'urée par litre.

OBSERVATIONS. — Ce procédé est réellement commode et ingénieux. Cependant, il est passible de quelques objections : 1° La graduation du tube ne permet pas les corrections de température et de pression indispensables lorsque les conditions d'expérience s'éloignent de celles qui ont présidé à la graduation de l'instrument. Cette graduation a été établie, en effet, en supposant la température invariable et égale à 17°, et la pression de 760 millim. Pour éviter cette erreur, il suffirait, d'ailleurs, de se servir d'un simple tube gradué en dixièmes de centimètres cubes. Le poids d'urée serait donné par la formule classique que nous connaissons. 2° Le dégagement gazeux exigerait, d'après MM. Garnier et Schlagdenhauffen et d'autres auteurs, de douze à vingt-quatre heures pour être complet à froid. S'il en est ainsi, nous serions en présence d'un inconvénient qui enlèverait au procédé son côté pratique, de sorte qu'il ne répondrait plus aux exigences cliniques. 3° Enfin, on pourrait peut être faire remarquer que la lecture du volume d'azote se fait sur de l'eau plus ou moins *saturée* de chloroforme dont la *tension de vapeur est loin d'être négligeable*, puisque à 20° elle est à peu près dix fois plus forte que celle de l'eau : « celle du chloroforme étant de 160 millim. de mercure à 20°, celle de l'eau n'est que de 17 millim. 4 ».

En vertu de la loi du mélange des gaz et des vapeurs, la force élastique de l'azote mesuré ne sera pas $H - f$, mais bien $H - (f + f')$, en appelant H la pression du moment, f la tension de vapeur d'eau et f' la tension de vapeur du chloroforme pour la température de l'expérience.

Le volume d'azote, ramené à 0° et 760 millim. dans l'air sec, sera donc :

$$V_o = \frac{V_t}{1 + \alpha t} \times \frac{[H - (f + f')]}{760}.$$

Comme f' est beaucoup plus grand que f, et que les variations de pression ont une influence *très manifeste* sur les volumes de gaz, on se rend compte que le volume d'azote sera augmenté d'une façon *appréciable* si la température est tant soit peu élevée.

Il est vrai que si l'on a soin de renouveler l'eau du tube plusieurs fois en changeant l'eau de la cuve, on peut arriver à ce que la lecture se fasse sur de l'eau contenant très peu de chloroforme en dissolution et, par suite, à réduire à des limites restreintes l'influence de la tension de vapeur du chloroforme.

III. — Dosage de l'urée par transformation en acide carbonique et ammoniaque.

Le principe de cette méthode repose sur le fait suivant :

L'urée fixe toujours une molécule d'eau et se transforme en acide carbonique et ammoniaque lorsqu'elle est chauffée sous pression avec des bases ou des acides, ou même avec de l'eau.

$$CH^4Az^2O + H^2O = CO^2 + 2\,AzH^3.$$

1° **Procédé de Bunsen.** — C'est le premier procédé en date reposant sur la réaction précédente.

On additionne 20 centim. cubes d'urine d'une solution de chlorure de bæryum ammoniacal. Après filtration, on chauffe le liquide en tube scellé pendant deux heures à 240°, ou pendant trois heures à 200°.

Le carbonate de baryte formé est filtré, lavé et transformé en sulfate de baryte que l'on pèse.

2° **Procédé de Heintz**. — On traite l'urine à 200° par l'acide sulfurique concentré et on dose l'ammoniaque dont une partie correspond à 1,77 partie d'urée.

OBSERVATIONS RELATIVES AUX PROCÉDÉS BUNSEN ET HEINTZ. — Avec des solutions d'urée pure, ces deux procédés donnent des résultats exacts. Mais il n'en est plus de même quand on opère sur l'urine, liquide contenant des quantités variables de matières extractives.

On trouve *trop d'urée* et l'excès peut aller jusqu'à 11 ou 12 p. 100.

Ainsi, dans le procédé Bunsen, l'acide hippurique fournit de l'acide carbonique; la créatinine et les acides amidés donnent également du carbonate de baryte; l'allantoïne donne de l'acide oxalique; le sucre et l'albumine elle-même qui peuvent se rencontrer dans l'urine dégagent abondamment de l'acide carbonique.

Des inconvénients de même ordre se présentent dans le procédé de Heintz : l'acide sulfurique dégage de *l'ammoniaque des matières azotées autres que l'urée*, de sorte que nous avons là plutôt un procédé de dosage d'azote total urinaire que d'azote uréique.

Ces deux procédés doivent donc être complètement abandonnés.

3° **Procédé Cazeneuve et Hugounencq**. — Ces deux auteurs, au lieu d'employer le chlorure de baryum ammoniacal ou l'acide sulfurique, se servent d'eau pour effectuer l'hydratation de l'urée.

Afin d'éviter l'action de l'eau sur le verre, qui céderait une certaine quantité d'alcali, ils procèdent à cette transformation dans des tubes en bronze recouverts intérieurement d'une couche de platine déposée par voie électrolytique et fermés à l'aide d'un couvercle à vis.

Ils opèrent sur 10 centim. cubes d'urine, préalablement décolorée au charbon et additionnée de 20 centim. cubes d'eau. Ils chauffent dans un bain d'huile à 180° pendant une demi-heure. Ils recueillent le liquide après lavage convenable du tube et font le dosage volumétrique de l'ammoniaque avec de l'acide sulfurique normal.

Observations. — Ce procédé est évidemment préférable aux deux précédents. Avec de l'urée en dissolution dans l'eau, il fournit des résultats parfaitement exacts, mais avec de l'urine il comporte quelques erreurs : D'abord, on ne tient pas compte des sels ammoniacaux contenus normalement dans l'urine, ni de l'influence due à la créatinine ; ensuite, il est loin d'être pratique, comme tous les procédés de ce genre d'ailleurs et, avec des urines très colorées, il est difficilement applicable.

4° **Procédé Pflüger « Modification du procédé Bunsen »**. — Pflüger a cherché à faire disparaître les causes d'erreurs que nous avons signalées dans le procédé Bunsen, en éliminant la majeure partie des *matières azotées autre que l'urée par précipitation* au moyen de l'*acide phosphotungstique* en présence de l'acide chlorhydrique.

L'acide phosphotungstique ne précipite pas, en effet, une solution d'urée pure, en présence de l'acide chlorhydrique, mais il précipite, au contraire, les matières extractives diverses : acide urique, créatine, créatinine, xanthine, peptone, etc.

Bien que ce procédé soit d'une exécution délicate et qu'on ne puisse pas l'employer couramment, nous le décrirons ici, parce qu'il permet de *doser exactement l'urée*.

On détermine par un essai rapide opéré sur 10 centim. cubes d'urine additionnés de 1 centim. cube d'acide chlorhydrique, le volume d'une solution d'acide phosphotungstique nécessaire pour précipiter l'ensemble des matières extractives azotées urinaires.

On mesure, ensuite, 200 centim. cubes d'urine que l'on introduit dans un ballon assez grand; on ajoute 20 centim. cubes d'acide chlorhydrique concentré et le volume d'acide phosphotungstique reconnu nécessaire ; on ferme le vase et on abandonne le tout à lui-même pendant 24 heures; on note le volume total et on jette sur un filtre sec. On prélève 40 centim. cubes de la liqueur filtrée « correspondant à un volume connu d'urine », et on les additionne d'un mélange de chlorure de baryum et d'ammoniaque ; on filtre pour arrêter le phosphate et le sulfate de baryte formés et l'on reçoit le liquide filtré dans un ou deux tubes en verre vert épais que l'on scelle à la lampe. On les chauffe à 200° durant 5 heures ou à 240° durant 2 heures. — Dans ces conditions, l'urée se dédouble en acide carbonique et ammoniaque.

Le carbonate de baryte formé est recueilli avec les précautions classiques ordinaires sur un filtre à analyse ; on le lave, on le sèche et on le transforme en sulfate de baryte que l'on pèse.

Le calcul indique que 116 gr. 15 de $BaSO^4$ correspondent à 22 gr. de CO^2 ou à 30 gr. d'urée.

Observations. — Ce procédé est l'un des plus exacts que nous possédions; mais il est d'une application difficile; il exige une main expérimentée. On peut en faire usage pour des dosages isolés d'urée; la chose n'est plus possible, s'il s'agit de toute une série d'analyses. Enfin, on pourrait objecter qu'il peut se former aux dépens du verre du tube scellé une petite quantité de silicate de baryte qui s'ajoute au carbonate de baryte et qui, par suite, vient augmenter le poids du sulfate de baryte d'une quantité correspondante.

IV. — Dosage de l'urée par transformation en carbonate d'ammoniaque sous l'influence des ferments.

Procédé Miquel. — M. P. Miquel a publié, il y a quelques années seulement, un procédé très simple et très curieux pour doser l'urée dans l'urine : Il repose sur la transformation de l'urée en carbonate d'ammoniaque sous l'influence du ferment ammoniacal produit par le bacillus ureæ qu'il a isolé. Musculus, en 1874, avait déjà donné le principe d'un dosage à peu près analogue. C'est une réaction semblable à celle qui se produit dans les procédés que nous venons d'étudier, avec cette différence qu'elle résulte de l'action d'un *ferment soluble, d'une diastase.*

On prend d'abord le *titre acide* de l'urine. On procède à cette opération en ajoutant, à un volume déterminé d'urine, un excès de liqueur alcaline type ; on filtre et on dose au moyen d'une solution acide titrée, le titre alcalin du liquide ainsi obtenu. La différence des deux titres alcalins avant et après donne l'acidité totale. On mesure, ensuite, 50 à 100 centim. cubes d'urine qu'on additionne de quelques gouttes de liquide ou bouillon diastasifère. On place le tout à l'étuve deux heures à 50° dans un vase à peu près plein et bien bouché à l'émeri. Au bout de ce temps, on dose *l'alcalinité de la liqueur* (alcalinité résiduelle) avec une solution acide titrée, et on calcule l'urée d'après l'ammoniaque formée, sachant que 1 gr. d'ammoniaque correspond à 1 gr. 765 d'urée.

D'après M. Miquel, son ferment soluble offre la particularité de ne *former du carbonate d'ammonium qu'avec l'urée, à l'exclusion de l'acide urique, de l'albumine,* etc.

S'il en est réellement ainsi, si les autres corps azotés de l'urine ne subissent pas l'action du ferment, nous nous trouvons là en présence d'un mode de dosage de l'urée très original et sûr. Mais je crois, avant de l'accepter comme tel, qu'il est bon de le soumettre de nouveau à l'expérimentation.

On pourrait, par exemple, agir de la façon suivante : Opérer d'abord, sur une solutiou d'urée pure de richesse déterminée ; prélever, ensuite, des quantités connues de cette solution ; y ajouter les corps sur lesquels on veut être fixé ainsi que le ferment ammoniacal, et se rendre compte que la quantité d'ammoniaque, dans chaque cas, n'a pas augmenté.

Ou bien encore faire deux dosages comparatifs sur la même urine : l'un, par le procédé de M. Miquel, l'autre, par un procédé connu permettant de doser exactement l'urée, tel que le procédé de Bunsen modifié par Pflüger.

La préparation de ce ferment soluble est assez facile : on ensemence l'un des ferments actifs de l'urée (il y a plusieurs micro-organismes, micrococcus ou bacillus, qui agissent de la même façon sur l'urée) dans du bouillon de peptone additionnée de 2 à 3 gr. de carbonate d'ammonium par litre et stérilisé à froid par filtration sur porcelaine. Au bout de quelques jours le liquide se trouble et se charge de diastase.

La température la plus favorable à l'action de cette diastase est entre 50° et 55° ; mais à 50°, au contact de l'air, le ferment soluble s'altère.

V. — Procédés basés sur la décomposition de l'urée en azote et acide carbonique par les hypobromites ou hypochlorites alcalins.

a) Parmi les procédés de dosage de l'urée que nous avons décrits précédemment, il en est quelques-uns qui offrent d'assez sérieuses garanties d'exactitude. Mais il est à remarquer que les plus précis sont justement ceux qui exigent le *plus de temps* et offrent le plus de *difficultés dans l'exécution*; de sorte que, s'il est possible de les appliquer dans quelques cas particuliers, il est extrêmement difficile d'en faire usage lorsqu'on a un grand nombre de dosages à effectuer dans un temps restreint.

Les procédés à l'hypobromite dont nous allons aborder l'étude répondent beaucoup mieux aux exigences pratiques et sont presque exclusivement employés aujourd'hui.

Le grand reproche qu'on leur a adressé et qu'on leur adresse encore actuellement, c'est de ne fournir que des résultats approchés ou sur l'exactitude desquels il n'est pas possible de compter.

Nous espérons démontrer qu'avec de bons instruments, qu'en prenant des précautions dans l'exécution de l'opération et en se plaçant dans des conditions déterminées (tant sous le rapport des réactifs que sous le rapport de l'état des solutions uréiques), on peut obtenir des résultats au moins aussi exacts que ceux donnés par les procédés les plus précis que nous avons cités, et d'une façon beaucoup plus simple.

La réaction qui se produit dans l'action des hypobromites alcalins est exprimée par la formule :

$$CH^4Az^2O + 3BrONa = 3BrNa + CO^2 + Az^2 + 2H^2O.$$

Avec les hypochlorites à chaud, l'équation est la même.

Il y a formation de volumes égaux d'acide carbonique et d'azote. Ces deux gaz devraient se dégager tous deux, mais comme le réactif contient un excès de base, l'azote seul est éliminé.

Tous les procédés basés sur cette réaction sont des procédés volumétriques.

b) Davy, le premier, a indiqué l'action des hypochlorites sur l'urée. Lecomte, en 1858, avait fondé sur cette réaction un procédé de dosage, mais, comme il obligeait à l'emploi de la chaleur et à des manipulations assez délicates, il ne s'était pas vulgarisé.

En 1860, Knop apporta à cette méthode une modification importante en substituant aux hypochlorites alcalins les hypobromites dont l'action, identique théoriquement, se produit immédiatement à *froid* et se termine en un temps très court.

Plus tard, en 1870, Hüfner en Allemagne, et Yvon (1872) en France, imaginèrent des appareils basés sur la décomposition de l'urée par les hypobromites alcalins permettant d'effectuer rapidement l'analyse de ce corps.

Depuis cette époque, il a été créé un grand nombre d'uréomètres plus ou moins ingénieux, dans le but soit de *simplifier* le manuel opératoire, soit d'éviter *l'emploi du mercure*, soit encore de *diminuer* les causes d'erreurs. Nous aurons l'occasion, dans quelques instants, de faire la critique générale de ces instruments.

Toutefois, comme les appareils de Hüfner et d'Yvon furent les premiers qui permirent une application vraiment pratique de la méthode à l'hypobromite de soude, nous croyons devoir dire immédiatement et en quelques mots en quoi ils consistent :

L'uréomètre de Hüfner se compose d'un tube de verre de large diamètre divisé en deux réservoirs par un étranglement portant un robinet à gaz. Le réservoir inférieur a une capacité de 10 centim. cubes ; il est destiné à recevoir l'urine. Le supérieur mesure 100 centim. cubes environ et contient la solution d'hypobromite de soude. L'extrémité libre du réservoir supérieur traverse le fond d'une soucoupe en verre dans laquelle il est mastiqué, et vient aboutir à une éprouvette graduée. Cette soucoupe forme ainsi une petite cuve à eau. On n'aura qu'à établir la communication entre les deux réservoirs pour que le mélange des deux liquides se fasse et que l'azote uréique se dégage.

Quant au tube d'Yvon, il est fort ingénieux et il est assez connu en France pour que nous n'en fassions pas la description ici. Il nécessite l'emploi du mercure ; celui de Hüfner, au contraire, est un uréomètre à eau. D'ailleurs, l'uréomètre que nous avons décrit au dosage de l'azote total urinaire n'est autre chose qu'un tube d'Yvon auquel on a fait subir des modifications portant sur *ses dimensions* et sur le mode de *support de la cuve.*

Ainsi modifié, nous n'hésitons pas à dire qu'il est, de tous les uréomètres à *mercure* connus, certainement le plus simple, celui qui offre le plus de sécurité dans les manipulations et qui fournit les résultats les plus exacts. C'est cet appareil qui nous a servi dans nos dosages. Nous ne reviendrons pas sur sa description, qui a été faite au sujet du dosage de l'azote total ; nous indiquerons seulement la façon dont on doit conduire l'opération dans un dosage d'azote uréique.

Remarque. — Mais auparavant, nous ferons remarquer que, parmi les différents éléments azotés de l'urine autre que l'urée, il en est qui sont décomposables par l'hypobromite de soude : ainsi, l'acide urique, la créatinine, la guanine, les sels ammoniacaux, l'albumine même (urines albumineuses) perdent leur azote en totalité ou en partie.

L'acide hippurique, le glycocolle, la leucine, la tyrosine, la taurine, au contraire, ne sont pas décomposés.

De ces premiers faits se dégage déjà une conclusion . c'est que, si nous nous proposons d'obtenir exclusivement l'azote de l'urée, nous devrons chercher à éliminer les différents corps attaquables par le réactif hypobromique. C'est justement là un côté de la question assez difficile à résoudre ; nous verrons, cependant, qu'on peut y arriver d'une façon très satisfaisante.

c) Ce n'est pas tout : en opérant même sur des solutions

d'urée pure, on ne *recueille jamais tout l'azote* ; Hüfner, par exemple, trouve que 1 gramme d'urée qui doit donner théoriquement 371 centim. cubes 2 d'azote à 0° et 760 millim. fournit seulement 354 centim. cubes 33. D'autres expérimentateurs ont obtenu des chiffres semblables ou légèrement différents suivant les *circonstances expérimentales* dans lesquelles il se sont placés.

A quoi seraient donc dues ces différences constatées entre le volume théorique et celui qu'on obtient réellement ?

A plusieurs causes, dont la principale est la décomposition *incomplète* de l'urée sous l'influence de l'hypobromite de soude. Mais, il y a lieu de tenir compte, en outre, comme pour le dosage de l'azote total, de la quantité d'azote absorbée ou retenue mécaniquement par le milieu réagissant, quantité qui varie avec la température, la pression et le volume du liquide (réactif et solution uréique).

Schenck, Pflüger, Falk, Arnold ont montré que la décomposition de l'urée était plus complète avec un réactif riche en alcali et qu'au contraire, pour obtenir de bons résultats, il ne fallait pas opérer sur des solutions uréiques contenant plus de 1 p. 100 d'urée.

Hüfner, dans le but d'arriver à une décomposition plus avancée, immerge le réservoir de son appareil dans de l'eau à 60° ou 70°. Salkowski, en se servant d'un appareil analogue à celui de Schlœsing pour le dosage des nitrates dans l'eau, fait également réagir l'hypobromite à chaud. Mais alors, il y a dégagement dans les deux cas d'une certaine quantité *d'oxygène*, provenant de la décomposition de $NaBrO$, qu'on est obligé d'absorber par le pyrogallate de potasse. On doit aussi tenir compte de l'expulsion des gaz de l'air en dissolution dans le liquide.

Malgré le concours de la chaleur et d'une solution hypobromique concentrée, on n'arrive pas à obtenir tout l'azote de l'urée, bien qu'on s'en approche, toutefois.

d) D'après MM. Méhu et Fauconnier, il se fait toujours, dans la réaction des hypobromites sur l'urée, une petite quantité *d'azotate alcalin*. Suivant M. Feuton, le déficit qui peut s'élever à 6 ou 8 p. 100 aurait une autre cause : il serait dû à la formation de *cyanate alcalin*. Quoi qu'il en soit, ces mêmes auteurs, profitant de l'observation faite par Méhu que l'urine diabétique donne tout son azote sous l'influence de l'hypobromite de soude, ont proposé, pour éviter la formation de ces corps et permettre à l'azote de se dégager complètement, d'ajouter aux solutions uréiques sur lesquelles on opère, une quantité de *glucose* ou de *sucre de canne* à peu près égale à dix fois celle de l'urée. Quant à nous, nous préférons la glucose pure qui nous a donné de meilleurs résultats que le sucre de canne, ainsi que nous le constaterons dans un instant.

Nous voyons donc que cette méthode à l'hypobromite, au premier abord si simple, si pratique, si clinique, en un mot si séduisante, ne nous donnerait que des résultats approchés ou incertains, si nous ne parvenions à éliminer complètement les différents facteurs constituant les causes d'erreurs.

Cette remarque faite, nous allons exposer le mode opératoire à suivre en faisant usage de l'uréomètre à mercure. Nous supposerons que nous opérons sur une solution d'urée pure ou sur une urine débarrassée des matériaux décomposables par l'hypobromite de soude ; nous indiquerons ensuite les moyens à employer pour réaliser ces conditions.

DOSAGE DE L'AZOTE URÉIQUE ET DE L'URÉE. — I. — *Uréomètre à mercure.* — Comme la capacité de nos uréomètres ne nous permet de recueillir qu'une quantité limitée de gaz ; comme, d'autre part, il y a intérêt à agir sur des solutions d'urée étendues, nous ferons porter chaque dosage sur 10 centim. cubes de solutions uréiques, correspondant en général à 2 centim. cubes d'urine, et exceptionnellement à 1 centim. cube (urines très concentrées). Dans certains

cas (urines des polyuriques), nous pourrons opérer sur
4 centim. cubes.

Avec une pipette à deux traits exactement calibrée, on
introduit dans l'uréomètre 10 centim. cubes de la solution
d'urée ou d'urine déféquée et diluée. On lave à deux ou trois
reprises différentes, avec 3 centim. cubes de lessive de soude
au cinquième, la partie supérieure du tube, de façon à entraîner
les dernières traces d'urée. On a soin, dans la manœuvre
du robinet, d'éviter l'introduction de bulles d'air. On ajoute
préalablement un centimètre cube de solution à 25 p. 100 de
glucose chimiquement pur. On fait enfin arriver 10 à
11 centim. cubes de solution hypobromique dont la composition est indiquée ci-dessous. Ce qui reste de réactif dans la
branche supérieure au-dessus du robinet produit une fermeture hydraulique.

De même que pour le dosage de l'azote total, on mélange
les liquides en retournant plusieurs fois l'instrument après
avec fermé sa partie inférieure avec le pouce. On laisse la
réaction se faire dix à douze minutes, et on porte sur la cuve
à eau; le mercure et le réactif plus lourds que l'eau des-
cendent au fond de l'éprouvette et sont remplacés progressivement par ce dernier liquide. En tenant l'uréomètre soulevé,
on diminue la pression à l'intérieur et on facilite de la sorte
le dégagement de l'azote retenu par le milieu réagissant. On
laisse s'égaliser les températures intérieure et extérieure et
on fait la lecture du volume comme à l'ordinaire.

Il est inutile de dire qu'une fois la réaction achevée, le
liquide dans l'uréomètre doit rester jaune, preuve d'un excès
de réactif; il faut bien savoir également que la présence du
glucose nécessite une assez grande quantité de NaBrO.

*Composition de la solution alcaline d'hypobromite de
soude.* — Voici la composition de la solution alcaline d'hypobro-

mite de soude que nous employons dans les dosages d'azote uréique :

Solution de soude pure à 36° B (D = 1,33). 120 c. cubes
Eau distillée bouillie.................... 60 —
Brome.................................... 10 —

On mélange l'eau à la solution de soude, on place le vase dans de l'eau glacée et on ajoute le brome par petites fractions, en ayant soin d'éviter tout échauffement.

Remarquons que ce réactif est plus concentré à volume égal que celui qui nous a servi dans la méthode de Kjeldahl-Henninger. Nous en connaissons la raison.

Nous avons dit, autre part, que l'air et la lumière, aidées de la chaleur, facilitent la décomposition de l'acide hypobromeux avec production lente d'oxygène. Le titre oxydant de la liqueur varie, en effet, d'un jour à l'autre et diminue en moyenne, d'après Pflüger et Schenck, de 0,86 p. 100 en vingt-quatre heures.

Cette observation, en admettant même que le chiffre obtenu soit au-dessus de la réalité, suffit à nous montrer l'utilité qu'il y a à employer des liqueurs préparées au moment du besoin, ou tout au moins, récentes. Nous nous sommes assurés, dans ces conditions, que la décomposition dans l'uréomètre est assez lente pour ne pas influencer le volume d'azote dégagé dans une opération d'une dizaine de minutes à la température ordinaire.

Il est préférable, sinon absolument utile, de faire usage de lessive de soude pure ou plutôt débarassée de carbonates alcalins (soude à l'alcool), dans la préparation du réactif hypobromique. Avec une lessive de soude du commerce, contenant beaucoup de carbonates, l'alcalinité, qui a une influence marquée sur la décomposition de l'urée, se trouve diminuée et, de plus, son pouvoir absorbant vis-à-vis de CO_2 qui prend naissance est également affaibli.

Calcul des résultats. — De même que pour l'azote total, deux moyens se présentent à nous pour évaluer la quantité d'urée ou d'azote uréique :

1° Détermination *directe* en réduisant à 0° et 760 millim. dans l'air sec, le volume obtenu après addition de glocose au liquide uréique.

2° Détermination par *comparaison* en opérant d'un côté sur une solution titrée d'urée, et de l'autre sur le liquide uréique provenant du traitement de l'urine. Il n'est pas nécessaire dans ce cas de faire usage de glucose.

Remarque. — Chaque fois que la chose sera possible, et il suffit pour qu'elle soit possible d'avoir à sa disposition une solution d'urée pure, il y aura intérêt à employer le deuxième moyen.

On fera disparaître de la sorte toutes les causes d'erreurs signalées plus haut et provenant, soit d'une décomposition incomplète de l'urée, soit d'une absorption d'une certaine quantité d'azote par le milieu où se passe la réaction. En outre, les influences de pression atmosphérique, d'état hygrométrique et de température sur le volume gazeux seront annihilées par le fait même de la comparaison.

Mais il est de toute nécessité de se placer dans les *mêmes conditions expérimentales pour les deux dosages successifs qui doivent être comparés.* — Il ne faudrait, par exemple, qu'il y eût des variations de température et de pression d'une opération à une autre : La pression ne change pas en général en un temps aussi court ; quant à la température, il y a bien des chances également pour qu'elle ne varie pas si l'on a soin de laisser l'eau de la cuve, avant tout dosage, se mettre à la température du laboratoire.

Pour que les quantités d'azote absorbées ou retenues soient

les mêmes dans les deux cas, il importe d'opérer sur les mêmes volumes de liqueurs uréiques et avec les mêmes volumes de solution hypobromique ; en d'autres termes, il faut former un milieu réagissant de même volume et de même concentration.

Enfin, ces diverses influences s'effaceront d'autant plus complètement que l'on s'efforcera d'obtenir, avec la quantité *connue* et la quantité *inconnue d'urée*, des volumes d'azote, à peu près *égaux* ou différant le moins possible.

S'il y avait impossibilité de se renfermer dans ces conditions, l'évaluation directe de l'azote par réduction du volume à 0° et 760 millim. serait préférable au moyen précédent, à condition, bien entendu, que la réaction se fît en présence de la glucose. Nous montrerons bientôt, d'ailleurs, par des exemples, que l'on peut arriver à un degré de précision qui ne laisse absolument rien à désirer.

Il est bien certain que, même en faisant usage d'une solution titrée d'urée, les résultats obtenus ne seront d'une exactitude absolue qu'autant que la liqueur provenant du traitement de l'urine ne *contiendra pas* de substances autres que l'urée capables de donner de l'azote sous l'influence du réactif. Aussi, les auteurs qui se contentent de déféquer l'urine par le sous-acétate de plomb ne peuvent obtenir des résultats absolus, attendu que la créatinine, la guanine et les sels ammoniaux ne sont pas précipités par ce sel.

a) Détermination directe. — 1° Azote de l'urée. — Désignons par P le poids en grammes de l'azote de l'urée contenue dans l'urine de vingt-quatre heures, par V le volume en centimètres cubes d'azote obtenu à la température t et à la prsesion H—f avec un volume de liqueur urinaire correspondant à 2 centim. cubes d'urine, par K le volume en centimètres cubes d'urine émise en vingt-quatre heures, par α le coefficient de dilatation des gaz, nous aurons, sachant que 0 gr. 001256 est le poids de 1 centim. cube d'azote à 0° et à la pression normale dans l'air sec :

$$P = \frac{V_t}{1 + \alpha t} \times \frac{H - f}{760} \times 0,001256 \times \frac{K}{2} \qquad (1)$$

2° *Urée.* — Nous savons que 1 gr. d'urée à 0° et 760 millim. doit donner théoriquement 371 centim. cubes 2 d'azote. Le poids P' d'urée en grammes et pour vingt-quatre heures sera donc :

$$P' = \frac{V_t}{1 + \alpha t} \times \frac{H - f}{760} \times \frac{1}{371,2} \times \frac{K}{2} \qquad (2)$$

Nota. — Le poids d'azote de l'urée pourrait être déduit de cette dernière formule ; on sait, en effet, que l'urée contient les $\frac{7}{15}$ de son poids d'azote. Par conséquent, il vient :

$$P = \frac{V_t}{1 + \alpha t} \times \frac{H - f}{760} \times \frac{1}{371,2} \times \frac{K}{2} \times \frac{7}{15} \qquad (3)$$

Si l'on avait opéré sur 1 centim. cube d'urine seulement, on multiplierait par K.

b) *Détermination au moyen d'une liqueur titrée d'urée.* — Les urines ordinaires contenant environ 20 gr. d'urée par litre, soit 4 centigr. pour 2 centim. cubes d'urine, nous ferons une solution titrée en faisant dissoudre 2 gr. d'urée pure dans 500 centim. cubes d'eau distillée ; 10 centim. cubes de cette solution correspondront également à 4 centigr. d'urée, ou 0 gr. 01865 d'azote, ou encore à 16 ou 16 centim. cubes d'azote dans les conditions ordinaires de température et de pression.

1° *Urée.* — Les calculs sont analogues à ceux de l'azote total :

Soit p le poids d'urée en grammes contenue dans la prise de solution titrée.

    » v le volume d'azote en centimètres cubes correspondant à cette prise.

Soit v' le volume d'azote en centimètres cubes correspondant à la prise faite sur la liqueur urinaire.

» x le poids d'urée en grammes correspondant à v'.

On a :

$$\frac{p}{v} = \frac{x}{v'}$$

$$x = p \times \frac{v'}{v}$$

Désignons par K le volume en centimètres cubes d'urine de vingt-quatre heures, par U le poids d'urée en grammes qui lui correspond, il vient :

$$U = p \times \frac{v'}{v} \times \frac{K}{2} \qquad (4)$$

2° *Azote de l'urée.* — Appelons P_1 le poids en grammes d'azote correspondant à l'urée U, on a :

$$P_1 = p \times \frac{v'}{v} \times \frac{K}{2} \times \frac{7}{15} \qquad (5)$$

Nota. — Avec des urines très concentrées et très riches en urée, contenant par exemple 34 à 35 gr. d'urée pour 800 à 1,000 centim. cubes, comme on en rencontre chez les gros mangeurs mis au régime sec, il y a plutôt intérêt à opérer seulement sur 1 centim. cube d'urine ; le réactif hypobromique agit, en effet, moins énergiquement sur les solutions d'urée concentrées, bien que la dose, dans ce cas, ne soit pas excessive. Quoi qu'il en soit, si l'on opère sur 2 centim. cubes d'une telle urine, on fera une solution titrée d'urée deux fois plus concentrée que celle que nous avons indiquée.

Avant de montrer, par des exemples, le degré de précision auquel on peut arriver avec l'uréomètre à mercure, nous allons faire une critique d'ensemble des différents uréomètres à eau et nous décrirons ensuite un nouvel appareil qui constitue, nous espérons le démontrer, un progrès dans cet ordre de choses.

II. — *Uréomètres à eau.* — On a dit que « l'obligation de se servir de mercure a effrayé les opérateurs peu habitués aux manipulations chimiques » et que le nombre considérable d'instruments qui a surgi tant en France qu'à l'étranger, et disposés de manière à supprimer ce métal, n'a pas d'autre raison. Nous ne croyons pas, quant à nous, que ce soit là le véritable motif de l'emploi restreint de l'uréomètre à mercure ; car, en réalité, cet instrument est manœuvré avec la même facilité que la plupart des uréomètres à eau. Nous admettrions, de préférence, que c'est « la bourse de l'opérateur qui est effrayée ». Ce métal, en effet, est d'un prix assez élevé, et l'uréomètre que nous employons en exige environ 5 à 6 kilogr. ; de plus, la cuve à mercure ainsi que son support ne sont pas non plus d'un prix négligeable.

En toute vérité, s'il était possible d'obtenir avec un uréomètre à eau une grande précision dans les résultats, il y aurait incontestablement un avantage considérable à faire usage d'un tel appareil. Malheureusement, parmi les uréomètres à eau connus jusqu'ici, il n'en existe pas remplissant les conditions requises d'une façon absolue ; — leur seul avantage c'est d'être peu dispendieux.

Examinons, d'une façon générale, quelles sont les conditions que doit remplir un bon uréomètre ; il nous sera facile, ensuite, d'en déduire les inconvénients attribuables à chacun d'eux.

Critique d'ensemble des divers uréomètres. — Conditions que doit remplir un bon uréomètre. — Posons d'abord en principe qu'un bon uréomètre doit être d'un maniement facile et simple ; la lecture du volume de gaz doit pouvoir se faire au moins à un *dixième de centim. cube près* et commodément, et enfin, il ne doit pas être trop volumineux.

En dehors de ces qualités, il doit satisfaire aux deux propositions principales suivantes auxquelles se rattachent presque toutes les causes d'erreurs :

I. — *Pas de fuite ou de perte de gaz.*

D'où l'utilité : 1° de *supprimer* les tubes de raccordement en caoutchouc ainsi que les bouchons qui servent d'intermédiaires ; 2° *de réduire* le nombre de robinets le plus possible ; 3° d'établir la *fermeture hydraulique* de celui ou ceux qui sont indispensables ; 4° en un mot, l'instrument devrait être *entièrement en verre* et n'avoir *qu'un seul robinet.*

II. — *Pas de variation entre la température et la pression initiales et finales de l'expérience,* et par suite aussi, *pas de différence de température entre le gazogène et le gazomètre.*

Cette seconde proposition ne s'applique évidemment qu'aux uréomètres qui ont une *chambre à air.*

Or, tous les uréomètres à eau en général et la plupart des uréomètres à mercure ont une chambre à air ; de plus, le gazogène et le gazomètre sont des pièces *séparées*, réunies entre elles par des *tubes en caoutchouc,* et placées dans des *milieux différents* ; le tube mesureur est généralement dans l'eau ou le mercure et le générateur de gaz dans l'air.

Ces instruments supportent donc les conséquences des deux propositions précédentes.

L'obligation d'avoir la *même température* dans le gazogène et le gazomètre est presque impossible à réaliser quand les deux pièces sont séparées et ne plongent pas dans le même milieu.

Les parties de l'appareil qui sont dans l'air sont soumises à toutes sortes de variations brusques provenant des influences environnantes ; celles qui sont dans l'eau passent beaucoup plus *lentement* d'une température à une autre, surtout quand la masse d'eau est un peu considérable. D'autre part, la réaction de la solution alcaline d'hypobromite de soude sur la solution uréique développe toujours une certaine quantité de *chaleur dans le gazogène* qui vient détruire l'égalité de température qui aurait pu exister auparavant. Faisons

remarquer, à ce sujet, qu'à la suite d'une variation de température dans le gazogène, il faut un temps généralement
beaucoup plus long qu'on ne pense pour ramener l'équilibre,
alors même que toutes les parties de l'appareil plongent
dans le même milieu; d'où la nécessité de ne pas faire la
lecture du volume de gaz trop tôt.

Quant à l'influence de la pression, il est rare qu'il se
produise une différence entre sa valeur initiale et sa valeur
finale; une erreur n'est à craindre de ce côté qu'avec les
uréomètres tels que celui de Regnard, où l'on éprouve une
certaine difficulté à établir l'égalité de pression intérieure et
extérieure avant la réaction.

Nous n'avons considéré jusqu'ici que l'influence exercée
sur le volume d'azote dégagé par une variation de température entre le commencement et la fin de l'expérience.
Mais en dehors de cette action, il faut tenir compte de la
capacité de la chambre à air, c'est-à-dire du volume d'air
mélangé à l'azote.

Nous pouvons déterminer par le calcul quelle est la part
d'influence de ces deux facteurs :

*Relation entre la capacité de la chambre à air et la
différence entre les températures initiale et finale.* —
Soit V_t le volume d'air (chambre à air de l'uréomètre) à la
température t avant l'expérience; soit V_o son volume à 0° et
760 mill., et soit α le coefficient de dilatation des gaz.

Nous admettrons que la pression H ne change pas dans le
cours de l'opération, ce qui est vrai d'une façon générale.

Nous avons :

$$V_t = V_o \,(1 + \alpha t)\,\frac{760}{H}$$

Soit t' l'augmentation de température après la réaction et
au moment de la lecture du gaz; le volume V_t aura varié et
sera devenu $V'_{t+t'}$.

$$V'_{t+t'} = V_o \left[1 + \alpha \, (t + t') \right] \frac{760}{H}$$

L'augmentation du volume de l'air, qui viendra s'ajouter au volume d'azote pour en fausser le résultat, sera donc :

$$V'_{t+t'} - V_t = V_o \, \alpha t' \, \frac{760}{H}$$

mais, dans cette équation, on peut considérer le facteur $\frac{760}{H}$ comme étant égal à *l'unité*. Il vient alors :

$$V'_{t+t'} - V_t = V_o \, \alpha t'$$

Il en résulte que l'augmentation de volume sera non seulement *proportionnelle* à la variation de température t', mais encore au volume de la chambre à air V_o.

Supposons, pour fixer les idées, qu'il se produise une variation de température de un degré seulement et que la chambre à air ait une capacité de 100 centim. cubes, ce qui est bien au-dessous de la vérité dans la plupart des cas, on aurait :

$$V'_{t+t'} - V_t = 100 \times 0{,}00367 \times 1 = 0^{cc}367$$

soit une augmentation de plus d'un tiers de centim. cube. Si nous avions recueilli 20 centim. cubes d'azote, par exemple, l'erreur par excès serait environ de un cinquantième du volume réel.

Avec une chambre à air de 200 centim. cubes et une variation de température égale à 3°, ce qui est le cas le plus fréquent, on aurait une augmentation de volume de gaz égale à :

$$V'_{t+t'} - V_t = 200 \times 0{,}00367 \times 3 = 2^{cc}2$$

c'est-à-dire environ un dixième du volume total, chiffre considérable qu'il n'est pas possible de négliger.

Cette équation nous permet de déduire qu'il y a intérêt, dans de semblables circonstances, à *recueillir le plus grand volume* d'azote possible, ou à *diminuer le volume* de la chambre à air.

Or, nous sommes limités, dans le premier cas, par la capacité du tube mesureur et aussi par la concentration des solutions d'urée (le volume sur lequel on opère devant rester à peu près le même) ; dans le second cas, il est à peu près impossible, avec les instruments actuels, de diminuer la capacité de la chambre à air dans des proportions utiles sans nuire à leur fonctionnement.

Maintenant que nous connaissons les conditions auxquelles doit satisfaire un bon uréomètre, si nous examinions chaque appareil en particulier, nous verrions que tous ou presque tous présentent, dans des limites plus ou moins étendues, les inconvénients que nous avons énumérés précédemment. Il nous suffira de dire quelques mots sur les plus employés et les plus connus.

Parmi les uréomètres à eau, celui de *Regnard,* que tout le monde connaît, présente au *maximum* les inconvénients signalés. Il n'est même pas possible, avec cet appareil, d'établir exactement l'égalité de pression à l'intérieur et à l'extérieur avant l'expérience, car pour manœuvrer la tige de verre, on est obligé de maintenir le gazomètre avec la main. Il en résulte une certaine élévation de température qui dilate l'air intérieur et apporte, de la sorte, une erreur dans la fixation vraie du niveau de l'eau dans la cloche qui ne correspond plus ensuite au 0 de la graduation. La forme du réservoir à réaction ne permet pas non plus de le plonger dans l'eau pour diminuer l'influence des variations de température.

L'uréomètre de *Noël* n'est guère préférable ; il présente à peu près les mêmes inconvénients que le précédent. Le godet destiné à recevoir l'urine est très fragile. L'appareil de *M. de Thierry* est certainement, parmi les uréomètres cliniques, l'un des meilleurs. Il présente un avantage sur celui de Regnard, en ce que le gazomètre peut être plongé dans l'eau avant et après l'expérience. Mais il a, d'autre

part, l'inconvénient d'être composé de *plusieurs pièces*
reliées entre elles par un tube de caoutchouc et par un bouchon. De plus, il est difficile de mesurer avec précision les
10 centim. cubes de réactif au moyen du réservoir jaugé à
deux traits qui surmonte le gazomètre, car il y a à peu près
impossibilité de fermer le robinet au moment exact où le
liquide arrive au trait inférieur. Enfin, le tube mesureur n'est
pas gradué en dixièmes de centim. cubes. — Nous voyons
que cet uréomètre, préférable à beaucoup d'autres, ne réalise
pas non plus l'idéal et ne peut être employé pour des
recherches exigeant quelque précision. Nous pourrions
encore signaler d'autres uréomètres d'un usage moins courant, tels que celui que *M. Denigès* vient de faire connaître :
cet appareil n'offre rien de particulier tant sous le rapport
de la forme qu'au point de vue du fonctionnement ; il est
fort encombrant ; le gazomètre est fixé sur une planchette
verticale et, à la fin de l'expérience, l'égalité de pression est
obtenue grâce à la manœuvre d'une poulie. En outre, comme
dans la plupart des autres appareils, le gazomètre et le
gazogène sont séparés et reliés entre eux par l'intermédiaire
de tube et de bouchon de caoutchouc, et le gazomètre porte
un robinet dont la fermeture n'est pas hydraulique.

L'uréomètre à eau de M. Yvon est le seul entièrement
en verre et par conséquent ne pouvant donner lieu à des
fuites de gaz. Mais il présente des inconvénients qui font
qu'il n'est pas usité : Il est d'une graduation très difficile ;
la chambre à air ne plonge pas dans l'eau ; s'il reste de
l'eau dans la boule supérieure de l'instrument, — et il est
presque impossible qu'il n'en reste pas, — le volume d'air
qu'elle contient est diminué et par suite le zéro de la graduation n'est plus exact.

Quant aux uréomètres où la *réaction s'effectue sous
pression* (uréomètre Binet et Thompson, tube d'Esbach,
tube simple), il y aurait plusieurs objections à faire. Ainsi,

en supposant même que la réaction ne soit pas contrariée par la pression qui se développe et qui varie suivant le volume de la chambre à air et suivant le volume d'azote dégagé, il faut tenir compte de la perte de gaz produite par l'expulsion brusque, rapide du liquide contenu dans l'uréomètre lorsqu'on débouche l'instrument sous l'eau; ce liquide est, en effet, saturé de gaz à une pression de beaucoup supérieure à la pression atmosphérique.

Il y a donc là encore une perte que des considérations générales nous font entrevoir.

La plupart des uréomètres à mercure ayant une chambre à air et étant formés de deux ou plusieurs pièces séparées, doivent présenter inévitablement un certain nombre d'*inconvénients* attribués aux uréomètres à eau. Ils sont beaucoup moins nombreux et aussi beaucoup moins employés que ces derniers ; il faut en attribuer la cause, ainsi que nous le savons, au prix élevé du mercure et des accessoires.

Nous ne ferons pas l'énumération de ces instruments, qui serait d'ailleurs sans profit. Nous ajouterons simplement que, *seuls*, les uréomètres à mercure construits sur le type du tube de M. Yvon, comme celui dont nous avons fait usage, *n'ont pas de chambre à air* et sont en général d'une grande précision.

Ainsi, si nous considérons celui que nous avons décrit dans le premier chapitre, nous voyons qu'il répond entièrement aux exigences théoriques et pratiques que nous venons d'exposer : « Une seule pièce, simple, peu volumineuse, un seul robinet avec fermeture hydraulique, pas de tube de caoutchouc ni de bouchon, pas de chambre à air. »

La critique que nous venons de faire de tous les uréomètres en général et en particulier des uréomètres à eau, nous ayant montré leurs nombreuses imperfections; sachant, d'autre part, combien il serait avantageux d'être en possession d'un uréomètre à eau capable de donner des résultats précis, nous avons cherché s'il n'était pas possible de trouver une *modifi-cution* permettant d'éliminer la totalité, ou tout au moins la plus grande partie des erreurs.

Dans ce but, nous avons d'abord fait construire l'uréomètre représenté par la fig. 3. Il se compose d'un générateur de

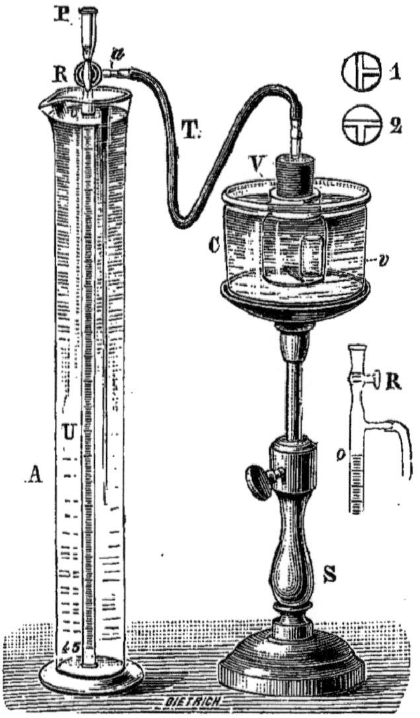

FIG. 3. — Uréomètre à eau.

gaz V, à large goulot, d'une contenance d'environ 125 à 130 centim. cubes, plongeant entièrement dans un cristallisoir C plein d'eau de même température que celle qui remplit la cuve A.

Le gazogène V et le tube mesureur U sont reliés par un tube de caoutchouc T épais, d'une seule pièce et à lumière étroite. Ce tube ainsi constitué ne subit aucune influence de compression, de dilatation ou d'allongement. Il est raccordé au tube mesureur par l'intermédiaire de l'ajutage a qui communique avec un robinet à trois voies R.

Par son autre extrémité, il vient se fixer sur un tube de verre traversant un bouchon de caoutchouc destiné à fermer le vase V.

Le tube mesureur U a un diamètre de 10 à 11 millim. ; il est gradué en dixième de centimètres cubes et le zéro se trouve à 3 ou 4 centim. seulement du robinet, de façon à diminuer le plus possible le volume de la portion de la chambre à air qui ne plonge pas dans l'eau. Ce volume est, en effet, très faible, puisqu'il ne comprend que la partie qui s'étend du bouchon de caoutchouc au zéro du tube mesureur et que la lumière du tube T est très petite. On met la solution hypobromique dans le vase V et la solution uréique (ou ammoniacale) dans le godet v que l'on introduit ensuite au moyen d'une petite pince métallique dans V. La capacité de ce godet en verre est d'environ 18 à 20 centim. cubes et ses dimensions sont telles qu'il puisse se renverser facilement par la simple inclinaison du gazomètre. Pour faciliter ce renversement, on fait buter le godet v contre un mince agitateur en verre placé au fond du vase V et de longueur égale au diamètre de V.

Le cristallisoir C et le gazogène reposent sur un support S dans le but de diminuer la longueur du tube T.

Il est inutile de décrire le mode de fonctionnement de cet instrument ; on le comprend aisément à l'inspection de la figure.

Les coupes horizontales 1 et 2 du robinet indiquent la position de ce dernier dans les deux phases de l'opération : La coupe *1* représente le robinet faisant communiquer à la fois le gazomètre et le gazogène avec l'atmosphère avant la réaction, c'est-à-dire avant le renversement du godet. La pression étant la même à l'intérieur et à l'extérieur de l'uréomètre, on tourne le robinet dans la position *2*; la communication avec l'atmosphère est alors supprimée, mais elle persiste entre le gazomètre et le gazogène.

Ceci fait, on ajoute un peu d'eau dans P, de façon à établir une fermeture hydraulique; on retire V du cristallisoir; on renverse le godet et on agite pour faciliter la réaction et le dégagement gazeux. On remet V dans le cristallisoir pour qu'il reprenne la température de l'eau et on fait ensuite la lecture du volume de gaz.

A cet effet, on soulève le tube mesureur U en le saisissant en P au moyen d'une pince en bois, de façon à éviter tout échauffement, et on établit l'égalité de niveau du liquide à l'intérieur et à l'extérieur.

Au lieu de souder l'ajutage *a* sur le robinet R, on pourrait le placer un peu au-dessous, comme l'indique le schéma placé à la droite du support S; il n'y aurait d'autre inconvénient que d'augmenter de 3 ou 4 centim. cubes la portion de la chambre à air qui ne plonge pas dans l'eau. Le robinet R deviendrait alors un robinet ordinaire à une voie et offrirait sans doute un peu plus de sécurité.

Cet appareil pourrait être considéré comme une modification des appareils de Regnard et de Noël, mais une modification tellement profonde qu'il est difficile d'y reconnaître le type primitif.

Le perfectionnement consiste, comme nous le voyons, dans l'emploi d'un tube de caoutchouc spécial, dans la réduction à quelques centimètres cubes du volume de gaz qui se trouve dans l'air, dans la facilité et la rapidité d'établir l'égalité de pression à l'intérieur et à l'extérieur sans crainte d'échauffer le gaz, dans la lecture du volume qui peut se faire avec une grande approximation, et aussi, dans ce fait que le gazomètre et le gazogène plongent l'un et l'autre dans l'eau.

Malgré ces nombreuses modifications, si on soumet cet uréomètre à un examen attentif, on observe qu'il n'est pas non plus exempt de quelques reproches. On trouve encore ici, en effet, un bouchon de caoutchouc et un générateur de gaz avec un tube mesureur plongeant dans des *bains séparés*.

N'ayant pas réussi à grouper dans cet instrument toutes les qualités que doit offrir un bon uréomètre, nous avons eu l'idée d'imaginer un nouvel appareil représenté par la figure 4, dans lequel nous avons pu éliminer tous les défauts des uréomètres à eau en particulier.

Disons immédiatement que cet uréomètre peut aussi bien servir au dosage de l'*azote total urinaire* qu'à celui de l'*azote uréique* et qu'il serait peut-être plus logique de le désigner sous le nom de uroazotomètre.

Nouvel uréomètre à eau « ou uroazotomètre à eau ». — Description. — Cet uréomètre A B C D M est entièrement en verre et n'a qu'un seul robinet. On peut lui considérer, pour les besoins de la description, trois parties principales : Le tube A, le générateur de gaz BC séparé de A par le robinet R, et le tube mesureur DM réuni à BC par le tube recourbé *mn*.

1° Le *tube* A a un diamètre intérieur de 11 à 12 millim. ; il est divisé en dixièmes de centimètre cube et a une capacité de 12 à 14 centim. cubes à partir du robinet R. Il sert à l'introduction des liquides dans le gazogène et au mesurage du volume du réactif employé.

2° Le *gazogène* BC a une longueur totale de 12 à 13 centim. ; il comprend deux parties de dimensions différentes. La partie supérieure B a un diamètre intérieur de 1 centimètre et demi et sa longueur est de 6 centim. environ. Elle porte, à 3 centim. au-dessous du robinet, une ouverture représentant l'abouchement du tube mn. Elle se continue inférieurement par l'évasement C dont le diamètre intérieur est de 3 centim. et la hauteur à peu près de 7 centim. en y comprenant la partie terminale arrondie en forme de calotte sphérique. Cet évasement est terminé à l'extérieur par une partie effilée en verre plein, permettant à l'eau qui mouille le gazogène de s'écouler facilement lorsque, dans le cours d'une opération, on soulève l'appareil, soit pour agiter les liquides, soit pour faire pénétrer le réactif. Cette partie effilée n'est pas indispensable, mais elle augmente dans une certaine mesure la résistance de C aux chocs extérieurs.

3° Le *gazomètre* DM communique avec le gazogène BC par le tube mn dont le diamètre est de 7 millim. environ. Il est formé de deux parties : une première partie renflée D, placée immédiatement au-dessous du zéro, d'un diamètre intérieur égal à 2 centim. et d'une capacité de 12 centim. cubes. Cette ampoule, qui n'a d'autre importance que de diminuer la longueur du tube mesureur, correspond sensiblement au volume déplacé par le réactif. La deuxième partie fait suite à l'ampoule et constitue le tube mesureur proprement dit qui a un diamètre égal à celui du tube A, c'est-à-dire, de 11 à 12 millim., et qui est gradué en dixièmes de centimètre cube. La graduation se poursuit jusqu'à 45^{cc}.

Si l'on retranche les 10 ou 11 centim. cubes de réactif hypobromique que l'on est obligé d'ajouter, il reste environ 34 à 35 centim. cubes pour l'azote dégagé, capacité bien suffisante pour contenir l'azote fourni par 1 ou 2 centim. cubes d'urine.

Il serait facile, d'ailleurs, de prolonger la graduation si le besoin s'en faisait sentir.

Le zéro du tube mesureur est placé au-dessus de l'ampoule
et à *quelques millimètres* seulement du plan horizontal

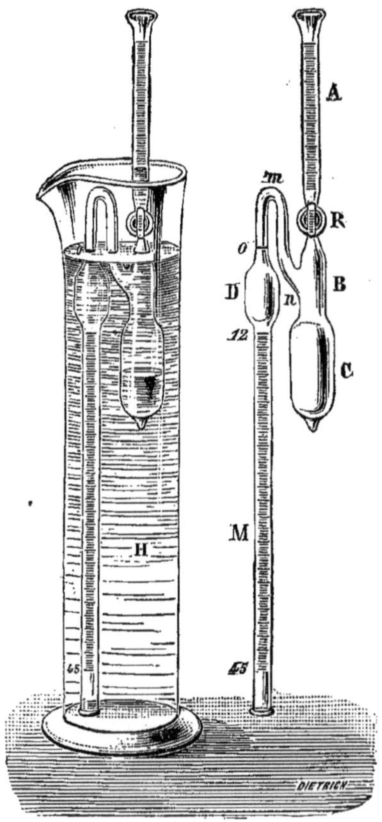

Fig. 4. — Nouvel uréomètre à eau (uroazotomètre).

passant par le robinet R : il suffit, en effet, que l'on puisse
manœuvrer la clef du robinet sans toucher à l'eau de la cuve

au moment où, l'eau arrivant au zéro et l'appareil communiquant avec l'atmosphère, on ferme le robinet.

La forme de l'instrument, dont la *largeur maxima ne dépasse pas 6 centimètres et demi*, permet de l'introduire dans une éprouvette ordinaire H de deux litres de capacité, cette éprouvette ayant un diamètre d'environ 9 centimètres.

D'autre part, la position du zéro fait que gazogène et gazomètre plongent *entièrement* dans la même eau, moins 2 ou 3 centim. cubes représentés par la partie supérieure du tube *mn*. Mais il n'y a pas lieu de s'en préoccuper, attendu que le gaz qui y est contenu avoisine la surface libre de l'eau, et que l'air qui l'entoure est certainement à la même température que cette dernière. Nous dirons, d'ailleurs, qu'il est utile que la température de l'eau soit la même que celle du laboratoire.

La distance qui sépare le robinet de l'extrémité inférieure du gazomètre est à peu près de 35 centim. ; elle représente la partie plongée dans l'eau. La longueur totale de l'instrument est de 50 centimètres.

Si nous calculons le volume du gazogène jusqu'au zéro de la graduation, d'après les dimensions que nous avons indiquées, nous trouvons 50 à 55 centim. cubes.

Or, le volume total des liquides introduits (liqueur uréique, plus réactif et plus glucose et liquide de lavage) est d'environ 25 à 26 centim. cubes. Par conséquent, nous aurons une chambre à air dont la capacité sera de *25 à 30 centim. cubes*, c'est-à-dire *très faible et bien au-dessous* de celles de tous les uréomètres que nous connaissons. On pourrait au besoin la diminuer encore, mais sans grand profit. La figure ne donne pas une idée très exacte de la partie B qui est deux fois moins large que C.

Mode opératoire. — Avec la main gauche, on saisit l'appareil par le tube mesureur un peu au-dessous de l'ampoule D ;

on l'*incline légèrement* vers la droite, du côté opposé à l'orifice du tube *mn*. — Le robinet R étant ouvert, avec une pipette exactement calibrée, on laisse couler le long de la paroi du tube A, puis dans le générateur, la prise de solution uréique (ou de sel ammoniacal). — On introduit ensuite 1 centim. cube de solution de glucose pure à 20 ou 25 p. 100 et on lave avec 3 centim. cubes de lessive de soude au cinquième, en ayant soin de tenir toujours l'uréomètre dans la même position. Le lavage se fait très facilement et tout le liquide se rassemble au fond de la partie renflée du gazogène.

Ceci fait, on porte l'instrument dans l'éprouvette H contenant de *l'eau à la température du laboratoire ;* on attend quelques instants pour que contenant et contenu aient une température identique. — Au moyen d'une pipette, on fait alors affleurer exactement à l'intérieur du tube le niveau de l'eau au zéro. On ferme à ce moment le robinet R en maintenant l'uréomètre de la main gauche par le tube A. « Il n'est pas possible dans cette manipulation de modifier le volume d'air de l'appareil par suite d'un échauffement dû à la main. »

Voici, maintenant, la façon dont on procède à *l'introduction du réactif*. On remplit le tube A de liqueur hypobromique jusqu'à la dernière division ou près de la dernière. On note *exactement* les divisions et fractions de division s'il y a lieu. Puis, de la main gauche, saisissant la partie postérieure du robinet entre le pouce et les deux premiers doigts, on soulève l'uréomètre de façon à diminuer la pression à l'intérieur et à placer le gazogène au-dessus de la surface de l'eau. On tourne alors la clef du robinet de la main droite et on laisse le réactif s'écouler dans le gazogène en maintenant l'appareil dans une position verticale, ou plutôt, en l'inclinant très légèrement du côté du gazomètre. On ferme le robinet après avoir laissé pénétrer 10 à 11 centim. cubes de solution hypobromique. On note très exactement, pour la seconde fois, le volume de réactif qui reste dans le tube A. En agissant de la sorte, le réactif, par sa descente rapide le long des parois de B, balaye tout sur son passage et en particulier, rencontre l'ouverture du tube *mn* et produit en cet endroit comme une sorte de *crible hypobromique* à travers lequel passe l'azote qui commence à se dégager.

La main gauche n'ayant pas changé de place et l'uréomètre toujours soulevé, on appuie avec la main droite l'extrémité inférieure du tube M contre la paroi de l'éprouvette, et on imprime avec la main gauche des mouvements de va-et-vient dans le sens horizontal. L'agitation du liquide dans le gazogène se fait alors très aisément ; la forme sphérique des extrémités de C s'y prête beaucoup.

La réaction qui a commencé dès l'arrivée du réactif se continue encore quelques instants. La diminution de pression produite dans l'appareil ainsi soulevé permet au gaz de se *dégager du milieu réagissant* avec plus de facilité.

On redescend l'uréomètre dans l'éprouvette ; on attend que le contenu du gazogène et la masse gazeuse aient pris la température de l'eau. On peut reconnaître, par exemple, que ce point est atteint à ce que le volume de gaz reste invariable après plusieurs lectures successives. On fait alors la lecture du volume gazeux en prenant les précautions ordinaires et en soulevant l'uréomètre avec une pince en bois et non avec la main. Il est inutile d'ajouter, qu'une fois la première partie de l'opération achevée, c'est-à-dire le liquide uréique introduit et le robinet fermé, on peut mettre une nouvelle quantité d'eau dans l'éprouvette, à condition qu'elle soit à la même température que celle qui s'y trouve déjà.

Soit K le volume total fourni par la lecture. Ce volume se compose : 1° du volume d'azote dégagé V ; 2° du volume du réactif employé V' que nous connaissons ; 3° du volume du trou du robinet v (qui est plein de réactif après l'opération).

$$K = V + V' + v$$

D'où :

$$V = K - (V' + v) \qquad (1)$$

Or, ce volume v est presque *négligeable*; il varie en général d'un tiers à un demi-dixième de centimètre cube. Il est facile à déterminer, puisque le trou du robinet est un petit cylindre. On pourrait le considérer comme égal à un demi-dixième de centimètre cube et alors, dans les opérations, on retrancherait du volume lu sur le tube mesureur le volume du réactif auquel on aurait ajouté un demi-dixième de centimètre cube.

Mais, il est *plus simple*, dans la graduation de l'instrument, de diminuer le volume réel de l'ampoule du volume v; autrement dit, le volume de l'ampoule marqué 12 centim. cubes n'aurait en réalité que $(12 - v)$ centim. cubes.

L'égalité précédente peut d'ailleurs le montrer très nettement en la mettant sous la forme :

$$V = (K - v) - V' \qquad (2)$$

On n'aura plus alors qu'à retrancher du volume fourni par la lecture le volume du réactif.

N'oublions pas que nous avons dans notre uréomètre une chambre à air, si petite soit-elle. Cherchons donc quelle peut être *l'influence d'une élévation de température du gazogène sur la température de la cuve.*

Nous savons que le volume du liquide du gazogène est de 25 centim. cubes environ et que celui de l'eau de l'éprouvette est à peu près de 2,000 centim. cubes, c'est-à-dire 80 à 100 fois plus fort. Les chaleurs spécifiques de ces liquides étant peu différentes, il en résulte qu'une élévation de température dans le gazogène égale à 20°, par exemple, ce qui est énorme, ne produirait qu'une augmentation de un quart de degré environ pour toute la masse d'eau.

En nous reportant à une formule établie plus haut, nous

pouvons calculer l'augmentaticn de volume correspondant à une différence de un quart de degré entre la température initiale et finale, pour une chambre à air de 25 à 30 centim. cubes.

On a :

$$V'_{t+t'} - V_t = V_o\alpha t' = 30 \times 0,003665 \times \frac{1}{4} = 0^{cc}025$$

L'augmentation de volume est donc de un quart de dixième de centim. cube. Or, un tel volume est à peine appréciable à la lecture, et cependant, nous nous sommes placés dans des conditions peu avantageuses.

Dans nos essais avec cet uréomètre, nous n'avons jamais constaté, entre la température initiale et finale, une variation supérieure à un quart de degré et, en général, il n'y a *aucune variation appréciable*, si l'on a pris des précautions.

En résumé, le nouvel uréomètre à eau que nous venons de décrire, nous offre les *mêmes avantages que l'uréomètre à mercure* dont il a été question précédemment : Il est *peu volumineux*, beaucoup moins encombrant que les autres uréomètres et d'un maniement très simple ; toutes les parties plongent dans le *même vase* et sont à la *même température* ; il n'a qu'un *seul robinet fermé hydrauliquement* ; il est *entièrement en verre* et composé d'une *seule pièce* ; enfin, il est *gradué en dixièmes de centim. cubes*.

Il n'y a qu'une différence à signaler, c'est la présence d'une chambre à air qu'il n'est pas possible d'éviter, mais sa capacité est réduite au minimum (25 à 30 centim. cubes environ), et nous venons de démontrer qu'elle ne pouvait avoir aucune *influence appréciable* sur les résultats.

Il présente, d'autre part, un avantage qui a son importance : il est beaucoup *moins dispendieux*, il n'exige pas *d'accessoires* et il est d'un emploi plus facile pour les *usages cliniques*.

On pourrait se demander si, en opérant directement sur l'urine, on ne serait pas gêné par la mousse qui se forme pendant la réaction. D'abord, en principe, on ne doit *jamais opérer sur une urine non déféquée*, si ce n'est dans quelques dosages cliniques isolés où l'on n'a besoin que d'un simple aperçu sur la quantité d'urée. Nous connaissons, en effet, les énormes erreurs qui en résultent. Mais, alors même qu'on agirait de la sorte, nous avons constaté expérimentalement qu'en aucun cas la mousse ne remonte au delà de l'épanchement de la partie C du générateur de gaz.

D'une façon générale, on peut dire qu'il est supérieur aux autres uréomètres à eau et aux uréomètres à mercure composés de plusieurs pièces séparées plongeant dans l'air ou dans des milieux différents. — Parmi ces appareils, il y en a véritablement de très compliqués. Nous pourrions citer, par exemple, un uréomètre que l'on a fait connaître récemment où l'égalité de niveau des liquides est obtenue grâce à un système de *poulie et de treuil*, dans le but de faire la lecture du volume gazeux plus exactement.

A quoi bon s'ingénier, dans ces conditions, à lire le volume d'azote à des *fractions de dixièmes de centimètre cube près*, alors que, — abstraction faite des pertes possibles de gaz par les tube et bouchon de caoutchouc, — des erreurs provenant d'une variation de température entre le gazogène et le gazomètre peuvent atteindre plusieurs dixièmes de centimètre cube et même davantage dans certains cas? — Si nous ajoutons à cela que l'auteur agit *directement* sur l'urine dont plusieurs éléments autres que l'urée fournissent de l'azote en quantité variable et qu'il admet qu'on peut *négliger* les variations de pression, nous comprendrons aisément l'inutilité de tant d'efforts pour obtenir une grande approximation dans la lecture du volume.

Il nous reste, pour achever l'étude de cet instrument et

montrer sa valeur pratique, à en faire l'essai sur des solutions *titrées* de sels ammoniacaux ou d'urée purs et à *comparer* les résultats obtenus avec les résultats théoriques. Nous profiterons de l'occasion pour faire parallèlement les mêmes dosages avec l'uréomètre à mercure qui a été décrit dans ce travail. Ces expériences nous permettront de nous rendre compte du degré de précision de ces instruments, et aussi de comparer les résultats fournis par chacun d'eux en l'absence de glucose et par réduction du volume à 0° et 760 millim. dans l'air sec. Il s'en dégagera un fait assez curieux qui, au premier abord, pourrait faire songer à une erreur.

Essai du nouvel uréomètre à eau sur des solutions titrées de sels ammoniacaux et d'urée purs. — COMPARAISON DES RÉSULTATS QU'IL FOURNIT AVEC CEUX DONNÉS PAR L'URÉOMÈTRE A MERCURE DANS LES MÊMES CONDITIONS EXPÉRIMENTALES. — Nous avons fait successivement des essais sur des solutions titrées de chlorhydrate d'ammoniaque, de sulfate d'ammoniaque et d'urée purs.

Les tableaux suivants nous montreront non seulement que les résultats sont *constants, identiques pour chaque uréomètre,* ce qui indique clairement que ces instruments ne sont le siège d'*aucune perte,* — mais encore, en raison des conditions dans lesquelles nous nous sommes placés, ils établiront l'influence de la glucose et du milieu réagissant sur le dégagement d'azote.

Dans le tableau I sont consignés les résultats obtenus en opérant sur 10 centim. cubes d'une solution de chlorhydrate d'ammoniaque contenant 60 centigr. de ce sel pour 100 centim. cubes de solution. Chaque prise correspond à 6 centigr. de chlorhydrate d'ammoniaque, ou, en volume d'azote à 0° et 760 millim., à 12 centim. cubes 53.

Les deux premières parties du tableau correspondent

à des dosages sans addition de glucose; les autres essais ont reçu chacun 1 centim. cube de solution de glucose à 20 ou 25 p. 100.

TABLEAU I

	Essais	Solution de glucose	Volume d'azote V_t	Température t	Haut. barométrique corrigée $(H-f)$	Volume d'azote V_0	Moyenne des résultats obtenus	Résultat théorique	Différence
		cc	cc	o	mm	cc	cc	cc	cc
Uréomètre à mercure	1er	0	13,2	15,75	737,5	12,10			
	2e	0	12,95	12,5	749,2	12,24	12,18	12,53	0,35
	3e	0	12,95	»	»	12,24			
	4e	0	13	14	749,1	12,19			
		cc	cc	o	mm	cc	cc	cc	cc
Nouvel uréomètre à eau	1er	0	12,6	19	746,7	11,54			
	2e	0	12,625	19,5	744,2	11,54			
	3e	0	12,25	13,5	748,5	11,50	11,53	12,53	1
	4e	0	12,75	18	735,7	11,57			
	5e	0	12,7	18	735,2	11,52			
		cc	cc	o	mm	cc	cc	cc	cc
Uréomètre à mercure	1er	1	13,675	15	738,3	12,58	12,565	12,53	+0,035
	2e	1	13,7	16	737,5	12,55			
		cc	cc	o	mm	cc	cc	cc	cc
Nouvel uréomètre à eau	1er	1	13,75	18	735,7	12,49	12,49	12,53	— 0,04
	2e	1	13,75	»	»	12,49			

Le tableau II nous donne les résultats obtenus avec une solution de sulfate d'ammoniaque dont une prise de 10 centim. cubes correspond à 8 centigr. de sel, soit encore à 13 centim. cubes 51 d'azote.

Aucun des dosages faits sur le sulfate d'ammoniaque n'a reçu de glucose dont l'action est suffisamment mise en évidence dans les autres tableaux.

TABLEAU II

	Essais	Solution de glucose	Volume d'azote $(V\,t)$.	Température t.	Hauteur barométrique corrigée $(H - f)$	Volume d'azote (V_0).	Moyenne des résultats	Volume d'azote théorique	Différence en cent. cubes
			cc	°		cc	cc	cc	cc
Uréomètre à mercure.	1er	0	13,7	11	759	13,15			
							13,15	13,51	0,36
	2e	0	13,7	»	»	13,15			
Nouvel uréomètre à eau.	1er	0	13,7	15	728,3	12,44			
							12,42	13,51	1,09
	2e	0	13,6	14	729,2	12,41			

A l'examen des tableaux I et II, nous constatons d'abord, qu'en l'absence de glucose, les résultats fournis par l'uréomètre à mercure diffèrent de ceux obtenus avec notre uréomètre à eau ; la même remarque s'applique également d'ailleurs au tableau III. Nous reviendrons sur ce point dans un instant. — Mais, qu'il y ait eu addition de glucose, ou qu'on ait agi directement, les résultats fournis par le *même uréomètre*, dans chaque circonstance, offrent une *coïncidence* aussi parfaite que possible, qui justifie la *valeur pratique de ces deux instruments*. Cette *concordance permet d'affirmer* que dans les dosages exécutés en opérant comparativement sur une liqueur titrée et sur la solution à titre inconnu, on doit forcément obtenir des résultats *exacts en valeur absolue.*

Les essais au chlorhydrate d'ammoniaque *avec addition de glucose,* du tableau 1, donnent un résultat moyen que l'on peut considérer également comme *exact* en valeur absolue, puisque la différence avec le résultat théorique est inférieure, dans les deux cas, à un *demi-dixième* de centimètre cube, quantité qui ne dépasse pas les erreurs possibles de lecture.

Portons maintenant notre attention sur les résultats obtenus dans les trois tableaux *sans addition de glucose ;* — nous constatons d'abord qu'ils sont presque *invariables* pour chaque instrument, fait essentiel que nous avions déjà indiqué, — et ensuite que la quantité d'azote retenue par le milieu réagissant est beaucoup *plus grande* avec l'uréomètre à eau qu'avec l'uréomètre à mercure. Quelle est donc la cause de cette différence qui n'a pas encore été signalée, à notre connaissance, et qui paraît singulière au premier examen ? Voici ce qui doit se passer : quand on transporte l'uréomètre à mercure sur la cuve à eau, la liqueur hypobromique plus lourde que l'eau descend au fond de la cuve et se trouve remplacée au fur et à mesure par de l'eau pure ; mais dans cette ascension et descente simultanées, dans ce remplacement des liquides, l'azote retenu *mécaniquement* dans le réactif est abandonné progressivement et vient se mélanger à l'azote dégagé.

Dans les uréomètres à eau, au contraire, la liqueur alcaline de l'opération reste en contact avec l'azote dégagé ; les *milieux ne changent pas.* Peut-être, pourrait-on comparer cette absorption de l'azote par le milieu réagissant, à ce qui se passe dans un liquide où le gaz carbonique se trouve dissous sous pression (eaux gazeuses) : vient-on à mettre ces liquides en contact avec l'air libre, on constate que, même après un temps fort long, il reste encore une quantité relativement considérable d'acide carbonique en dissolution dans le liquide. Il y a là, il nous semble, une résistance mécanique qui fait obstacle au dégagement d'acide carbonique, analogue à celle qui se produit avec l'hypobromite de soude ?

Malgré ce remplacement du réactif par de l'eau (dans l'uréomètre à mercure), nous voyons, en ce qui concerne les sels ammoniacaux (tableaux I et II), que tout l'azote n'a pas été dégagé, et que sa mise en liberté complète n'a été obtenue que par *l'emploi de la glucose*. La glucose a-t-elle agi ici en qualité de réducteur pour empêcher certaines réactions secondaires de se produire comme cela se passe pour l'urée ? Nous ne saurions le dire. S'il n'y a pas d'action chimique, il faut admettre alors que la glucose agit par la chaleur développée sous l'influence de sa décomposition par l'hypobromite de soude, chaleur qui suffirait, bien qu'elle soit peu prononcée, à expulser du liquide la totalité du gaz : C'est probablement là qu'il faut chercher la *véritable action de la glucose* dans le cas des sels ammoniacaux.

Des faits précédents, il résulte que, dans une opération faite *sans addition de glucose*, on ne doit *jamais* déterminer l'azote par réduction du volume à 0° et à 760 millim. dans l'air sec, et cela, aussi bien pour les sels ammoniacaux que pour l'urée, et surtout pour l'urée : non seulement le volume d'azote obtenu est toujours *trop faible*, mais il est encore *variable* avec l'instrument. Ainsi, les uréomètres (type de l'uréomètre à mercure que nous avons décrit) où le milieu réagissant est remplacé par de l'eau pure avant la lecture du volume gazeux donnent des résultats *plus forts* que ceux dans lesquels le réactif reste en contact avec l'azote (la plupart des uréomètres).

En conséquence, les résultats obtenus avec des uréomètres

différents et *sans addition de glucose* ne sont généralement pas *comparables;* en outre, il est de toute nécessité, dans ce cas, de procéder à deux déterminations successives, l'une sur la liqueur à doser, l'autre sur une liqueur titrée, comme il a été dit d'autre part.

Tableau III

	Essais	Quantité d'urée	Solution de glucose à 25 0/0	Volume d'azote V_t	Température t	Haut. barométrique corrigée $(H - f)$	Volume d'azote V_o	Moyenne des résultats pour 0 gr. 04 d'urée	Volume théorique	Différence en centim. cubes
Uréomètre à mercure		gr.	cc	cc	o	mm	cc	cc	cc	cc
	1er	0,04	0	14,85	13	728	13,577	13,57	14,85	1,28
	2e	0,04	0	»	»	»	»			
Nouvel uréomètre à eau		gr.	cc	cc	o	mm	cc	cc	cc	cc
	1er	0,04	0	14,7	16	725,5	13,254	13,25	14,85	1,60
	2e	0,04	»	»	»	»	»			
Uréomètre à mercure		gr.	cc	cc	o	mm	cc	cc	cc	cc
	1er	0,02	1	7,6	4,25	748,3	7,37	14,76	14,85	0,09
	2e	0,04	1	15,8	13,75	746,6	14,775			
	3e	0,03	1	11,85	15,5	749,9	11,064			
	4e	0,06	1	23,15	14,75	750,5	21,686	14,45		
Nouvel uréomètre à eau		gr.	cc	cc	o	mm	cc	cc	cc	cc
	1er	0,03	1	11,95	16,75	748,8	11,092	14,78	14,85	0,07
	2e	0,06	1	23,45	16,75	748,8	21,71	14,47		

Les expériences du tableau III ont été faites sur des solutions d'*urée pure.* Chaque prise d'essai de 10 centim. cubes correspond à la quantité d'urée indiquée dans le tableau qui est suffisamment explicatif par lui-même.

Nous ferons remarquer qu'ici, l'influence des actions chimiques est manifeste ; il suffit, pour s'en convaincre, de considérer les résultats obtenus avec l'uréomètre à mercure, sans addition de glucose aux essais : tandis que pour l'urée il y a une perte de 1cc28 d'azote sur le chiffre théorique, dans les sels ammoniacaux la perte est de 0cc35 seulement. Néanmoins, bien qu'elle soit déjà considérable, puisqu'elle atteint 8,1 p. 100 de l'urée de l'essai, elle est encore inférieure à celle fournie par l'uréomètre à eau dans les mêmes conditions. C'est là un nouvel appui à l'hypothèse que nous venons d'émettre relativement au remplacement du milieu réagissant par de l'eau.

Si nous examinons maintenant les essais qui ont reçu 1 centim. cube de solution de glucose à 25 p. 100, nous voyons que les résultats correspondant aux solutions uréiques dont la concentration ne dépasse pas 40 à 50 centigr. p. 100 sont presque *exacts en valeur absolue* et se rapprochent davantage des résultats théoriques que ceux obtenus avec 6 centigr. dans les mêmes conditions et avec la même quantité de liqueur hypobromique. La *richesse en urée* des solutions a donc une influencé manifeste sur le rendement en azote.

Si nous n'avions pas craint de surcharger le tableau, nous aurions pu montrer également l'influence de la *richesse en alcali* du réactif sur le dégagement d'azote.

Nous devons retenir ceci : on ne devra jamais opérer sur des solutions contenant plus de 1 p. 100 d'urée, et il est *préférable*, ainsi qu'en font foi les résultats du tableau, d'agir sur des solutions dont le titre ne dépasse pas 50 centigr. p. 100 d'urée.

Calculons l'erreur p. 100 en urée correspondant aux résultats du tableau III obtenus sur des solutions dont la concentration ne dépasse pas 40 centigr. p. 100.

L'uréomètre à mercure nous donne une erreur de 0cc09

pour 4 centigr. d'urée. Par un calcul fort simple, nous trouvons que, pour 100 gr. d'urée, on aurait une perte égale à 60 centigr. seulement. En d'autres termes, les résultats de ces essais nous permettraient d'obtenir 99,4 p. 100 d'urée.

Le *nouvel uréomètre à eau* donne une erreur de $0^{cc}07$ pour 4 centigr. d'urée, c'est-à-dire 43 centigr. p. 100. On obtiendrait donc 99,57 p. 100 d'urée.

On peut dire que ces deux pourcentages coïncident et que la *perte en urée est insignifiante* puisqu'elle ne dépasse pas 1/2 p. 100. D'ailleurs, il est difficile d'arriver à une plus grande approximation, la différence entre les résultats volumétriques trouvés dans les expériences et le résultat théorique n'atteignant pas *un dixième* de centimètre cube.

MOYENS EMPLOYÉS POUR DÉFÉQUER L'URINE. — Nous avons supposé jusqu'ici que nous opérions sur des solutions d'urée pure ou sur de l'urine débarrassée des matériaux capables de donner de l'azote sous l'influence de l'hypobromite de soude, sans nous préoccuper de la façon dont on y arrive.

Le moyen communément employé pour déféquer l'urine est le traitement par le *sous-acétate de plomb* : 10 centim. cubes d'urine exactement mesurés sont additionnés de 1 ou 2 centim. cubes de sel de plomb et d'eau distillée en quantité suffisante pour parfaire 50 centim. cubes. On filtre (il n'est pas nécessaire d'éliminer l'excès de sel de plomb). Une prise de 10 centim. cubes de cette liqueur correspond à 2 centim. cubes d'urine.

On a prétendu que le précipité volumineux et magmateux qui se forme entraîne un peu d'urée? N'ayant pas vérifié le fait, nous ne saurions nous prononcer sur ce point. On pourrait encore faire remarquer que le volume du précipité soustrait à la liqueur par le filtre n'est peut-être pas négligeable, et qu'une prise de 10 centim. cubes de ce liquide filtré ne correspond plus exactement à 2 centim. cubes d'urine, mais à un volume légèrement supérieur. L'erreur que l'on commet de ce chef est insignifiante, car nous nous sommes assurés expérimentalement qu'elle ne dépasse pas 1/200ᵉ environ de l'azote de la prise.

Beaucoup plus important est l'inconvénient suivant : dans le traitement par le sous-acétate de plomb, la *créatinine*, la *guanine* et les *sels ammoniacaux* normaux de l'urine ne sont pas précipités et restent dans la liqueur uréique. Si la guanine peut être négligée, il n'en est plus de même des deux autres éléments. Les sels ammoniacaux donnent tout leur azote, comme nous le savons. Quant à la créatinine, les auteurs ne sont pas d'accord : Falk donne 37,43 p. 100, tandis que nos expériences personnelles nous ont fourni une moyenne de 52,6 p. 100 (soit, en chiffre rond, 50 p. 100), en opérant sur de la créatinine provenant de l'une des meilleures maisons de produits chimiques de Paris.

De cette observation, il résulte qu'un dosage d'urée effectué sur une urine ainsi déféquée, donne une quantité d'azote *trop forte* (azote uréique, plus azote des sels ammoniacaux, plus une partie de l'azote de la créatinine). Que la détermination soit faite directement par réduction du volume à 0° et 760 millim., ou qu'elle soit faite par comparaison avec une liqueur titrée d'urée pure, le résultat comportera toujours une erreur par excès ; et, si l'on compare l'azote de l'urée obtenu dans ces conditions à l'azote total, on a évidemment un rapport trop élevé.

En nous basant sur la quantité moyenne de ces corps contenus dans l'urine normale, on peut se rendre compte approximativement de l'erreur que l'on commet.

D'après les auteurs, on élimine par vingt-quatre heures 70 à 80 centigr. de créatinine, 40 à 60 centigr. d'ammoniaque à l'état de sels ammoniacaux et 32 à 33 gr. d'urée. D'après ces chiffres, on peut calculer que, sous l'influence du réactif hypobromique, la créatinine fournira une quantité d'azote égale environ à 1/100ᶜ de l'azote uréique et l'ammoniaque à peu près à 2/100ᵉ. On peut donc admettre que le rendement en azote uréique proprement dit sera augmenté au moins de 2 à 3 p. 100.

L'excès d'azote provenant de ces corps diminue d'importance, dans une certaine mesure, lorsqu'il s'agit d'une série de dosages destinés à être comparés et effectués sur les urines d'un même sujet soumis à un régime déterminé et invariable pendant toute la durée de l'expérience. On sait, en effet, aujourd'hui, que l'excrétion de la créatinine dépend essentiellement du régime alimentaire et de la désintégration musculaire, et qu'elle est maxima à la suite d'une nourriture composée exclusivement de viande (Voit, Hoffmann). Les variations de ce corps peuvent donc être considérées comme sensiblement parallèles à celles de l'urée.

En ce qui concerne l'azote des sels ammoniacaux, nous sommes moins bien fixés : d'abord ils en fournissent une quantité plus considérable et ensuite, nous n'en connaissons qu'*imparfaitement* encore les conditions de variations de ces sels dans l'économie.

Pour ces raisons et pour d'autres encore, la détermination de l'azote uréique en *valeur absolue* offre un *réel intérêt*. Si nous considérons, par exemple, tous les corps azotés de l'urine que l'on désigne en bloc sous le nom de *matières extractives*, il nous est impossible, dans l'état actuel de nos connaissances, de procéder, — nous ne dirons pas au dosage séparé de l'azote de chacun de ces corps, puisque la composition et la nature même d'un grand nombre d'entre eux nous échappent, — mais à un dosage direct. Ce n'est qu'en établissant la *différence* entre l'azote total et l'azote de l'urée que nous pouvons y arriver, à condition, toutefois, que ces deux termes nous soient connus exactement.

En temps ordinaire, on ne peut songer à faire le dosage

de l'ammoniaque et de la créatinine pour en retrancher leur azote, en raison du temps considérable que ces opérations nécessitent. Nous avons alors pensé à utiliser la propriété qu'a l'*acide phosphotungstique*, en présence de l'acide chlorhydrique, d'éliminer de l'urine les matières extractives azotées capables de dégager de l'azote sous l'influence de l'hypobromite de soude. On dose ensuite l'urée (qui n'est pas précipitée dans ces conditions) au moyen de ce même réactif hypobromique.

Détermination volumétrique de l'azote uréique au moyen des hypobromites alcalins après traitement de l'urine par l'acide phosphotungstique. — Indiquons d'abord comment se *prépare le réactif phosphotungstique*. On dissout 20 grammes de tungstate de soude cristallisé et 10 grammes d'acide phosphorique de $D = 1,13$, « soit 2 gr. 34 d'acide tribasique PO^4H^3 » dans 100 grammes d'eau distillée et on maintient le mélange en ébullition pendant 20 minutes environ, en remplaçant l'eau évaporée. La liqueur étant devenue alcaline, on l'acidule *nettement* par de l'acide chlorhydrique et on filtre après repos.

Nous avons vu déjà que Pflüger avait profité des propriétés de ce réactif pour *perfectionner* la méthode de Bunsen et la rendre *précise*. Mais, comme cette méthode n'est pas pratique et qu'il est *impossible* de l'employer couramment dans les laboratoires, nous avons cherché à la modifier de façon à pouvoir faire agir l'hypobromite de soude sur la liqueur uréique provenant du traitement de l'urine par l'acide phosphotungstique.

Mais comme cette liqueur est fortement acide, il est absolument nécessaire de la *neutraliser préalablement*. Pflüger, qui avait déjà eu l'idée de doser l'azote de l'urée par ce moyen, procédait à cette opération au moyen d'un lait de chaux.

Nous croyons avoir donné à ce procédé une forme réellement commode et simple en opérant de la façon que nous allons indiquer et en *effectuant la saturation de la liqueur acidé au moyen d'une lessive de soude, en présence d'une goutte de solution de phénolphtaléine*. On agit comme il a été indiqué pour le dosage de l'azote total et on se sert du *même dispositif*. La saturation est ainsi rendue *plus facile, plus rapide et plus précise ;* elle peut se faire *directement dans le ballon jaugé* où nous ferons nos prises d'essais. — On évite de la sorte une seconde filtration.

Mode opératoire. — On essaye une fois pour toutes le réactif en ajoutant de l'acide phosphotungstique à une solution d'urée pure à 2 ou 4 p. 100 additionnée d'un dixième de son volume d'acide chlorhydrique pur. Le mélange doit rester limpide.

Puis on détermine rapidement, par un essai préalable, comme on l'a fait pour la méthode de Bunsen, la quantité d'acide phosphotungstique nécessaire pour précipiter 10 centim. cubes d'urine additionnés de 1 centim. cube d'acide chlorhydrique. A cet effet, on verse goutte à goutte le réactif jusqu'à ce que le liquide filtré ne trouble plus par une nouvelle addition.

Lorsqu'il s'agit de dosages à effectuer sur les urines d'un même individu pendant plusieurs jours, ce premier essai peut servir d'indication en ce qui concerne le *volume de réactif* à employer, sans qu'il soit nécessaire de le recommencer chaque fois. D'ailleurs, un léger excès d'acide phosphotungstique ne présente aucun inconvénient.

On procède ensuite à la préparation de la liqueur sur laquelle on opérera :

On prend 10 centim. cubes d'urine filtrée qu'on introduit dans un flacon jaugé de 50 centim. cubes; on y ajoute 1 centim. cube d'acide chlorhydrique (D = 1,12) et la quantité de réactif phosphotungstique reconnue nécessaire.

On achève de remplir jusqu'au trait de jauge avec de l'eau distillée. On ferme le vase hermétiquement et on l'abandonne pendant vingt-quatre heures à lui-même; on filtre sur un filtre sec.

On prélève 25 centim. cubes de ce liquide filtré que l'on remet dans le flacon de 50 centim. cubes; on ajoute une goutte de phénolphtaléine et on sature avec une solution de soude $(D = 1,33)$ comme nous l'avons dit. En général, quelques centimètres cubes de lessive de soude suffisent. On ajoute de l'eau distillée pour achever les 50 centim. cubes. On laisse la liqueur très légèrement acide. On en prend 10 centim. cubes qu'on introduit dans l'uréomètre; on agit, pour le reste de l'opération, comme nous l'avons indiqué autre part. — Les 10 centimètres cubes de la prise correspondent ici à 1 centim. cube d'urine.

Si l'on veut que la prise de 10 centim. cubes corresponde à 2 centim. cubes d'urine, on n'aura qu'à doubler le volume de l'urine, de l'acide chlorhydrique et du réactif phospho-tungstique. Si le flacon de 50 centim. cubes n'avait pas une capacité suffisante pour opérer sur 20 centim. d'urine, on en prendrait un de 60 centim. cubes, par exemple. On prélève-rait, après filtration, 30 centim. cubes de liquide acide que l'on introduirait dans le flacon jaugé de 50 centim. cubes, et on continuerait comme plus haut. — Remarquons que ce dosage de l'urée, en réalité, ne fait pas perdre plus de temps à l'opérateur que le traitement par le sous-acétate de plomb.

Nous avons fait quelques dosages par ce procédé. Nous rapporterons le suivant, parce que nous avons également dosé l'azote de l'urée après défécation par le sous-acétate de plomb.

Le tableau ci-contre nous permet, sans autres explications, de nous rendre compte de la différence qui existe entre les résultats.

ESSAIS portant sur la même urine		VOLUME D'AZOTE obtenu à 0° et 760^{mm} dans l'air sec	MOYENNE des résultats	DIFFÉRENCE
		cc.	cc.	cc.
Urine traitée par le sous-acétate de plomb	1° 2°	11,57 11,53	11,55	
				0,35
Urine traitée par le réactif phospho- tungstique	1° 2°	11,18 11,22	11,20	

Nous pourrions multiplier les exemples, et nous verrions que chaque fois les résultats obtenus avec l'acide phospho-tungstique sont plus faibles que ceux obtenus après défécation de l'urine par le sous-acétate de plomb qui n'a pas entraîné, comme nous le savons, la créatinine et les sels ammoniacaux.

Nous donnerons simplement un dernier tableau montrant l'*influence* des deux moyens employés pour déféquer l'urine sur le *rapport* de l'azote de l'urée à l'azote total. Nous savons que prendre le rapport du poids de l'azote uréique au poids de l'azote total revient à prendre le rapport des volumes d'azote de ces deux éléments ramenés à 0° et 760 millim. dans l'air sec (ces volumes correspondant à une même quantité de la même urine).

DÉSIGNATION DES DOSAGES portant sur la même urine		VOLUME D'AZOTE à 0° et 760^{mm} dans l'air sec pour 1^{cc} d'urine	RAPPORTS azoturiques p. 100 d'azote total.	DIFFÉRENCE p. 100 des deux rapports azoturiques
		cc.		
Urine traitée par le s.-ac. de plomb (urée)	moyenne de deux dosages	13,79	91,0	
Urine traitée par le réactif phospho- tungstique (urée)	moyenne de deux dosages	13,59	89,7	1,3
Azote total	moyenne de deux dosages	15,15		

Dans ce tableau, la valeur du coefficient azoturique est exprimée par rapport à 100 d'azote total. La diminution obtenue dans cet exemple est relativement faible ; d'autres essais nous ont donné une différence plus forte.

Observations. — Avant d'achever ce sujet, nous croyons devoir faire remarquer que, dans les deux premiers chapitres de ce travail, tous nos efforts se sont concentrés sur le moyen d'obtenir, dans des conditions *simples*, *rapides* et avec *exactitude*, *l'azote total urinaire et l'azote uréique*. La détermination de ces deux termes pouvant se faire avec précision et commodément, il sera facile d'en déduire par différence et en bloc *l'azote des matières extractives azotées*. D'autre part, le *rapport de l'azote de l'urée à l'azote total* « rapport azoturique, coefficient des oxydations azotées » prendra, de ce fait, une *signification réelle*. — Faisons observer ici que la dénomination (coefficient des oxydations azotées) n'est pas *exacte* si l'on entend dire par là que l'urée représente la *résultante des oxydations azotées intra-*

organiques. On sait, en effet, aujourd'hui — et les beaux travaux de MM. A. Gautier, Schutzenberger et autres savants en font foi — que l'urée résulte en grande partie de *phénomènes d'hydratation et de dédoublements* se produisant sur les matières protéiques dans l'économie.

Quelques observateurs, à esprit superficiel sans doute, pourraient se dire : à quoi bon chercher à obtenir des résultats d'une précision *absolue ou presque absolue*, du moment que des variations dans les quantités journalières — quel que soit le scrupule apporté dans le régime suivi — peuvent se produire sous des influences variées et indépendantes de la volonté (conditions de milieu, de température, de pression atmosphérique, d'état hygrométrique, etc.) ?

Parce que nous sommes impuissants vis-à-vis de ces quelques facteurs, toujours *faibles* d'ailleurs, est-ce une raison pour ne pas éviter les erreurs qui dépendent essentiellement de l'opérateur ? C'est, malheureusement, escortés d'un tel esprit qu'une foule de travaux de chimie physiologique ou pathologique ont vu le jour ; mais aussi, quelle accumulation de résultats incomplets et que d'indications contradictoires, dont le but évident a été de ralentir l'évolution des sciences médicales vers les sciences physico-chimiques !

CHAPITRE III

Dosage des soufres urinaires.

Les soufres urinaires forment deux grands groupes de composés bien distincts, auxquels on a donné des noms un peu différents, en Allemagne et en France, mais qui, en définitive, désignent tous deux la même chose.

L'École allemande, représentée surtout par Salkowski, les appelle *soufre acide* et *soufre neutre*.

Le *soufre acide* comprend :

1° L'acide sulfurique des *sulfates* ;

2° L'acide sulfurique des *phénols-sulfates*.

Dans le *soufre neutre*, nous placerons une série de corps encore mal connus et dans lesquels on ne trouve pas d'acide sulfurique combiné. On a indiqué parmi ceux-ci, et souvent sans en démontrer nettement la présence :

1° Des sulfocyanures qui existent normalement dans l'urine, mais en quantité très minime ;

2° Des composés de l'acide hyposulfureux indiqués par Heffter et constatés une fois par Strumpell ;

3° De la cystine, dont la quantité augmente quelquefois jusqu'à constituer une maladie spéciale, la cystinurie ;

4° De la taurine, éliminée probablement sous forme d'acide taurocarbamique ;

5° Des corps à fonctions alcaloïdiques, etc.

En France, MM. Lépine, Guérin et Flavard ont changé cette classification et en ont établi une nouvelle, basée sur la résistance des composés sulfurés aux agents d'oxydation.

Ils ont appelé : 1° *soufre complètement oxydé*, le soufre des sulfates et des phénols-sulfates ; 2° *soufre incomplètement oxydé*, le soufre de la taurine, de la cystine, des matières extractives, etc.

Ils ont divisé le soufre incomplètement oxydé lui-même en *soufre facilement oxydable* (cystine, sulfocyanure), et en *soufre difficilement oxydable* (taurine), en se basant sur l'action d'un mélange de chlorate de potasse et d'acide chlorhydrique ou du brome en excès.

En résumé, en comparant les deux classifications, on voit que :

1° Au *soufre acide* des Allemands correspond en France le *soufre complètement oxydé* ;

2° Au *soufre neutre*, le *soufre incomplètement oxydé* avec ses deux variétés : *soufre facilement oxydable*, *soufre difficilement oxydable*.

Cette division étant établie, nous allons procéder au dosage de ces divers éléments. Mais, nous ferons remarquer préalablement que le soufre neutre ou incomplètement oxydé étant formé de corps qui ne sont pas nettement déterminés, pour la plupart, nous ferons le dosage en bloc du soufre qui lui correspond et nous l'exprimerons en acide sulfurique. Nous aurons ainsi tous les soufres sous une forme qui permettra de *comparer* les résultats.

Les soufres urinaires, exprimés en acide sulfurique et correspondant aux sulfates, aux phénols-sulfates, au soufre incomplètement oxydé et au soufre total, suffisent, en général, dans les recherches de physiologie, à moins d'indications spéciales.

I. — Dosage du soufre total. — On met 50 centim. cubes d'urine dans un creuset de porcelaine de dimensions suffisantes ; on les additionne d'une pincée d'un mélange de quatre parties de *nitrate de soude pur* pour une partie de carbonate de soude pur. On évapore au bain-marie et on ajoute au résidu une nouvelle dose du mélange oxydant précédent. (En général, 15 à 16 gr. suffisent pour 50 centim. cubes d'urine.) On calcine avec précaution en ayant soin de chauffer surtout les parties latérales et supérieures du creuset, afin d'éviter un trop grand boursouflement qui pourrait occasionner des pertes de matière. Le résidu, dissous dans l'eau et acidulé par de l'acide chlorhydrique, est précipité par le chlorure de baryum. On lave par décantation et on filtre chaque fois les eaux de lavage pour ne rien perdre du précipité barytique ; on s'arrête lorsque ces eaux légèrement acidulées ne se troublent plus par le nitrate d'argent ou par une solution de sulfate de soude ou encore par l'acide sulfurique dilué. L'addition d'un peu de chlorhydrate d'ammoniaque diminue l'inconvénient qu'a le sulfate de baryte de traverser les filtres dont le papier est un peu lâche.

Le précipité est desséché à l'étuve ; le filtre est incinéré, puis le précipité est calciné et pesé avec les précautions usitées et connues. On en déduit le poids d'acide sulfurique ou de soufre correspondant.

II. — Dosage de l'acide sulfurique des sulfates et des phénols-sulfates (*soufre acide*). — On peut suivre la méthode de Salkowski.

a) On fait un mélange de deux volumes d'une solution d'hydrate de baryum et de un volume de chlorure de baryum saturés à froid. On verse 100 centim. cubes de ce mélange dans 100 centim. cubes d'urine ; les phosphates, urates, carbonates, sulfates, etc., se précipitent et entraînent une partie de la matière colorante de l'urine ; on filtre et on prélève avant lavage 160 centim. du liquide filtré qu'on met à part. On lave le précipité barytique obtenu à l'eau distillée d'abord, puis à l'eau acidulée d'acide nitrique et, en dernier lieu, par de l'eau distillée. Cette filtration est très *longue* et très *pénible*, comme toutes les filtrations où se trouve de la baryte. Le sulfate de baryte qui reste est pesé après calcination. Il correspond à *l'acide des sulfates minéraux*.

b) Les 160 centim. cubes prélevés de la liqueur filtrée précédente correspondent à 80 centim. cubes d'urine primitive. Ils sont additionnés d'une quantité d'acide chlorhydrique (D $=$ 1,12) égale, en volume, au 1/10e du volume du liquide et chauffés au bain-marie tant que le liquide reste louche. Le sulfate de baryte formé correspond à l'acide des phénols-sulfates qui se décomposent dans ces conditions. Le précipité, chargé de produits bruns résineux, est recueilli et traité comme précédemment.

c) Lorsqu'on veut *doser séparément l'acide sulfurique des phénols-sulfates*, on doit toujours opérer sur l'urine préalablement traitée à froid par le mélangé barytique précédent. Mais on peut obtenir, par une seule opération, le soufre complètement oxydé, c'est-à-dire l'acide sulfurique *correspondant à la fois* aux sulfates et aux phénols-sulfates :

100 centim. cubes d'urine filtrée sont additionnés de 10 centim. cubes d'acide chlorhydrique (D $=$ 1,12) ; on chauffe pendant un quart d'heure à l'ébullition, à feu nu ; on ajoute ensuite un excès de chlorure de baryum et on continue à chauffer au bain-marie. jusqu'à ce que le sulfate de baryte soit entièrement décomposé. Au bout d'un temps suffisant, on recueille le précipité brun et résineux sur filtre et on le pèse après lavage, dessiccation et incinération.

On pourrait *déterminer indirectement l'acide sulfurique des sulfates*, en faisant la *différence* des deux résultats précédents, c'est-à-dire en dosant, comme nous venons de l'indiquer à l'instant, l'acide sulfurique des sulfates et l'acide sulfurique des phénols-sulfates seuls après avoir traité l'urine par la mixture barytique. — On évite de la sorte la filtration longue et difficile du procédé Salkowski ; mais on obtient un résultat par différence.

III. — Dosage du soufre incomplètement oxydé (*soufre neutre*). — La différence entre l'acide sulfurique correspondant au soufre total d'une part, et l'acide sulfurique représentant les sulfates et les phénols-sulfates d'autre part, donne le *soufre incomplètement oxydé*.

Remarque. — Nous croyons devoir appeler l'attention sur une *méthode de dosage des sulfates et phénols-sulfates* qui est très *fréquemment employée*, et qui donne des résultats forcément *entachés d'erreur* : Nous voulons parler de la *méthode de Baumann ou des méthodes qui en dérivent.* M. le professeur A. Gautier a déjà fait remarquer avant nous l'inexactitude de ces procédés.

La méthode de Baumann consiste à doser l'acide sulfurique des sulfates en précipitant l'urine *additionnée d'acide acétique* par du chlorure de baryum et à la *température du bain-marie*, puis à déterminer l'acide sulfurique des phénols-sulfates dans la liqueur filtrée, après addition d'un excès d'acide chlorhydrique pur.

Or, dans la première phase de l'opération, les *phénols-sulfates* sont certainement *décomposés en partie*, puisque l'action prolongée de l'eau seule à la température d'ébullition suffit à leur faire subir un commencement de dissociation indépendamment de l'action propre de l'acide acétique.

Observations relatives au dosage du soufre total urinaire.

Dans les nombreux dosages de *soufre total* que nous avons eu l'occasion de faire au sujet d'une *étude chimico-physiologique de la « cure de raisins »* qu'il ne nous a pas été possible d'insérer dans ce travail, mais dont nous ferons connaître très prochainement les résultats, nous employions, pour la calcination, le mélange oxydant généralement indiqué par les auteurs, c'est-à-dire quatre parties de *nitrate de potasse* pour une partie de carbonate de soude.

Le *choix du creuset*, dans ce cas, nous fournit l'occasion d'exposer quelques faits dont la connaissance pourra rendre de réels services en pareilles circonstances (*Bull. Soc. chimique*, 5 octobre 1894). Dans nos premiers dosages, nous avons fait usage d'un creuset d'argent dont l'emploi est indiqué, dans ce cas, par la plupart des urologistes ; nous nous sommes servi, ensuite, d'un creuset de porcelaine.

I. — Avec le *creuset d'argent*, il faut apporter une très grande attention dans les calcinations pour ne pas faire de perte de matière ; à chaque instant, sous l'influence de l'énorme boursouflement, la masse tend à s'échapper, et cela, malgré le soin que l'on prend de chauffer surtout les parties du creuset les plus rapprochées de l'ouverture.

La facile *conductibilité* de ce métal explique, en effet, la rapidité avec laquelle la chaleur s'uniformise dans toute la masse et fait que l'oxydation se produit partout en même temps. Il en résulte alors un abondant dégagement de gaz qui est la cause du boursouflement et qui oblige continuellement à retirer le creuset du feu et à renfoncer la matière.

En outre, dans toutes les opérations, nous avons constaté que la matière en fusion, qui devrait être parfaitement blanche, conserve un aspect grisâtre dû à de l'*argent réduit* que l'on retrouve à l'état pulvérulent après traitement du culot par de l'eau distillée acidulée par de l'acide chlorhydrique. Dans un certain nombre de cas, nous avons trouvé réunis de l'argent et du chlorure d'argent ; et la présence de ce dernier corps a été constatée lorsque l'évaporation de l'urine dans le creuset a été faite seule, sans addition du mélange alcalin, ou lorsqu'elle a été faite avec addition préalable de nitrate de potasse et calcinée ensuite avec ce dernier sel. — Quand, au contraire, on ajoute du carbonate de soude ou le mélange alcalin tout entier avant l'évaporation, on n'obtient que de l'argent réduit. — Èst-ce là une simple coïncidence ? Nous pensons qu'à cette température élevée, le chlorure d'argent qui se forme est réduit par le charbon de la matière organique en présence du carbonate de soude.

Quoi qu'il en soit, en traitant la masse calcinée par de l'acide chlorhydrique dilué et en chauffant quelques instants au bain-marie avant de filtrer, nous avons pu constater que l'on obtenait des résultats exacts.

En résumé, le creuset d'argent est *attaqué*; l'opération est *très pénible*, expose à des *pertes* par projections et exige beaucoup de temps, surtout lorsqu'elle porte sur l'extrait sec de 50 centim. cubes d'urine, comme c'était notre cas et comme cela se fait généralement dans le dosage du soufre total urinaire.

Nous pouvons ajouter, enfin, qu'un creuset de cette dimension coûte fort cher et ne se rencontre généralement pas dans les laboratoires de chimie clinique. Pour toutes ces raisons, son emploi, en pareilles circonstances, n'est pas pratique.

II. — En présence de ces nombreux inconvénients, nous avons pensé qu'il serait peut-être préférable d'employer le *creuset de porcelaine* qui, en effet, grâce à sa conductibilité beaucoup plus grande, rend l'opération plus régulière, évite en partie les boursouflements considérables dont nous parlions tout à l'heure et, par suite, expose moins aux pertes et exige beaucoup moins de temps ; enfin, lorsque l'oxydation est achevée, la masse devient parfaitement blanche.

Nous avons fait usage successivement des creusets de porcelaine de Saxe, de Berlin et de Bayeux, portant tous la marque d'origine.

Les creusets de Saxe et de Berlin se sont tous brisés, non

pas pendant la calcination, mais pendant le refroidissement du culot, malgré les précautions de toutes sortes. Nous avons même eu soin, pour quelques-uns, de les faire passer par une étuve chauffée à 100° ou 110°, afin d'éviter un refroidissement trop brusque.

Il s'agit évidemment d'une *attaque chimique de la couverte* par le mélange oxydant : le culot, en se contractant par le refroidissement, produit une fêlure plus ou moins circulaire à quelques millimètres seulement du fond du creuset. il y a donc là un inconvénient des plus désagréables au point de vue *pécuniaire,* puisque chaque dosage nécessite un nouveau creuset. Il peut même arriver, dans certains cas, que l'on perde la matière.

C'est alors que nous avons eu l'idée de substituer au mélange *de nitrate de potasse et de carbonate de soude,* un mélange équivalent dans lequel le nitrate de potasse était *remplacé par du nitrate de soude.*

Nos prévisions ont été pleinement justifiées : toutes les opérations ont été réussies; *pas un seul creuset de Saxe ni de Berlin n'a été cassé* et la calcination se faisait rapidement et *régulièrement.*

Les creusets en porcelaine de Bayeux, chose bizarre, ont résisté pour la plupart. Nous croyons qu'il faut l'attribuer, en dehors de la différence de composition qui peut exister dans les couvertes, à l'épaisseur énorme de leurs parois comparée à celle des creusets de Saxe et de Berlin qui doivent offrir, par cela même, une résistance moindre à la force de retrait.

Nous ne chercherons pas à expliquer, au point de vue chimique, comment il se fait qu'une simple *substitution de nitrate de soude au nitrate de potasse* empêche le creuset de se briser. Nous constatons le fait et nous nous contentons d'en tirer un enseignement pratique.

Remarque. — La nécessité de substituer le nitrate de soude au nitrate de potasse, dans le cas où l'on fait usage d'un creuset de porcelaine, ne s'applique pas seulement au dosage du soufre total : on retrouverait les mêmes ennuis, il est à peine besoin de le dire, dans la détermination du phosphore total ou du chlore, à condition que l'opération porte sur une quantité d'urine suffisante. La masse du mélange oxydant joue, en effet, un certain rôle, à tel point que, dans la calcination du résidu sec de 10 centim. cubes d'urine, le creuset se brise beaucoup plus rarement. Avec des capsules de porcelaine au lieu de creuset, les accidents, d'une façon générale, sont moins fréquents.

Nous venons de voir que, lorsque la calcination de l'extrait urinaire avec un mélange de nitrate alcalin et de carbonate de soude se fait dans un creuset d'argent, ce dernier est attaqué et il se produit une certaine quantité de chlorure d'argent et d'argent réduit (de 15 milligr. à 6 centigr. pour 50 centim. cubes d'urine). Or, ce chlorure ne peut provenir que du *chlore de l'urine*. Il en résulte que, dans le dosage de cet élément, nous commettons une erreur. Cette perte est évidemment très faible, et nous savons qu'on se contente, le plus souvent, pour le chlore, d'un résultat approximatif, à cause des variations physiologiques relativement accentuées qui peuvent se produire sous la moindre modification du régime alimentaire. Il n'en est pas moins établi, qu'au point de vue chimique, nous sommes ici en présence d'une cause d'erreur qu'il sera facile d'éviter en remplaçant le creuset d'argent par un creuset de porcelaine.

CHAPITRE IV

Principaux rapports urinaires.

Considérations générales sur les rapports urinaires.
— On a attaché, depuis quelques années, une importance
spéciale aux rapports urinaires et on a cherché à déterminer
la valeur moyenne correspondant à chacun d'eux.

En ce qui nous concerne, nous ne pensons pas que ces
rapports moyens, considérés en *valeur absolue* et *isolément*, soient d'une grande utilité en chimie physiologique
ou pathologique : ils sont, en effet, *variables* avec les conditions qui président à leur détermination et tout particulièrement avec l'alimentation.

Mais, dans une expérience où le sujet se trouve soumis à
un régime rigoureusement *uniforme*, nous croyons, au contraire, que leur *valeur relative* ou *comparative* offre un certain intérêt : ils ont au moins l'avantage de rendre plus
apparentes, plus compréhensibles les variations propres des
divers éléments urinaires ainsi que celles que ces derniers
subissent les uns par rapport aux autres.

Toutefois, nous nous empressons d'ajouter que, même
dans ces conditions expérimentales parfaitement déterminées, l'appréciation de ces rapports, les indications qu'ils
fournissent doivent être étayées par l'étude des modifications
survenues dans la *valeur absolue* de chaque résultat, valeur
absolue qui doit servir avant tout de base fondamentale.

On peut donc les considérer comme un appoint précieux

apportant, en quelque sorte, un peu de lumière dans le champ des déductions ; et à ce titre, ils méritent qu'on les prenne en considération et qu'on leur consacre quelques réflexions.

Notre but, assurément, n'est pas de discuter ici la valeur physiologique des rapports urinaires ; ce serait embrasser une grande partie de la chimie physiologique. En exposant les principaux résultats de nos déterminations, nous sacrifions à la tendance actuelle et au désir de fournir de nouveaux documents, mais aussi et *surtout*, nous cherchons à montrer dans quelles conditions expérimentales il faut se placer pour que l'on puisse retirer de ces rapports d'utiles renseignements. — Nous constaterons que pour arriver à obtenir des résultats sensiblement constants, il faut d'abord, et c'est une condition nécessaire, se soumettre à un *régime uniforme* pendant toute la durée de l'expérience et ensuite, attendre que l'*équilibre* dans les échanges intra-organiques se soit établi, ce qui n'a lieu en général qu'à partir du *troisième jour* du régime.

Cette dernière observation a son importance et doit fixer l'attention ; car, si l'on tenait compte des résultats fournis par les deux premiers jours, ainsi qu'on l'a fait malheureusement dans un très grand nombre de recherches physiologiques, la base de comparaison ne serait plus la même et l'on commettrait inévitablement une *erreur*.

Les rapports consignés dans les divers tableaux suivants résultent d'expériences faites presque toutes sur nous-mêmes et avec le plus grand soin. — Les procédés de dosage qui ont été employés sont aussi rigoureux que possible. Les régimes alimentaires suivis dans chaque cas étaient peu différents : Ils se composaient par jour de 250 gr. de pain, de 320 à 350 gr. (suivant l'expérience) de viande de bœuf maigre, grillée ou rôtie, et de légumes et boisson en quantités déterminées et suffisantes pour constituer la ration d'entretien. — Faisons remarquer à ce sujet que le choix d'un régime alimentaire n'est pas toujours chose facile : On doit maintenir l'organisme, aussi exactement que possible, en même état, sans augmentation ni diminution de poids ; d'autre part, on est obligé de choisir une alimentation relativement simple, telle qu'elle n'exige pas de préparation culinaire compliquée, mais choisie cependant de façon qu'on puisse s'y astreindre sans éprouver de lassitude qui finirait par influer sur la nutrition dans les expériences de longue durée.

I. — Rapport de l'azote de l'urée à l'azote total.

Ce rapport a reçu des noms différents suivant les auteurs : on l'a appelé *coefficient des oxydations azotées, coefficient d'utilisation de la machine humaine, coefficient d'utilisation des matières albuminoïdes, rapport azoturique.* — La dénomination « rapport azoturique », ou plus simplement, « rapport de l'azote uréique à l'azote total » nous paraît préférable aux précédentes, parce qu'elle a au moins l'avantage de ne pas imposer à l'esprit une idée physiologique spéciale, insuffisamment assise. — Nous savons aujourd'hui, en effet, et nous l'avons dit autre part, que l'urée provient en grande partie d'hydratation et de dédoublements intra-organiques des matières protéiques, et nous avons fait remarquer en même temps quel sens il fallait attacher au mot « oxydation », en pareilles circonstances.

Si le premier terme du rapport (l'urée), est assez bien défini physiologiquement, il n'en est plus de même du terme (azote total) qui comprend, outre l'urée, tout ce que l'on a désigné sous le nom d'*azote incomplètement oxydé* (matières extractives azotées) composé lui-même d'un grand nombre

M.   12

de facteurs dont nous ne connaissons, d'une façon exacte, ni l'origine, ni les variations de plusieurs d'entre eux, et, par conséquent, dont le rôle physiologique reste encore rempli d'incertitude. — Ainsi, pour ne citer que le facteur le plus en vue, tout au moins par le nombre considérable de travaux auxquels il a donné lieu, l'*acide urique*, il n'est guère possible, d'après les travaux les plus récents, de le considérer comme un terme d'oxydation incomplète, intermédiaire entre les albuminoïdes et l'urée, en un mot, comme un produit *vers l'urée*. Il semble démontrer actuellement que cet acide représente un produit de désassimilation spéciale à certaines substances difficiles à oxyder, telles que la *nucléine* des noyaux cellulaires et du sang.

On conçoit que, dans ce rapport azoturique, sous l'influence d'une même cause, il puisse exister des variations de sens inverse dans les différents éléments qui le constituent, variations dont nous ne saisissons que la résultante qui ne se traduira pas toujours extérieurement par une modification dans la valeur absolue du rapport. — En admettant même qu'une modification apparente ait lieu, si elle est due à un ou plusieurs facteurs dont les relations avec l'urée ne sont pas nettement établies, il nous sera difficile de dire, au premier abord (surtout si le changement n'est pas très considérable), qu'il y a augmentation ou ralentissement dans les oxydations ou plutôt dans les mutations intra-organiques. — C'est dans ces circonstances qu'il sera utile de faire intervenir les variations survenues dans la *valeur absolue des termes mêmes du rapport* « azote total et azote uréique » et s'aider, au besoin, des renseignements fournis par les autres éléments, en particulier, par le soufre urinaire qui peut aussi servir à la mesure de la désassimilation des matières protéiques. — Il est bon d'ajouter enfin, que l'on diminuera encore la difficulté d'appréciation des résultats, en effectuant le dosage séparé de l'*acide urique* qui est l'un des corps dont il vient d'être question ; on pourra, de la sorte, savoir si, dans les conditions expérimentales où l'on s'est placé, l'on doit attribuer à cet acide une part dans les causes de variation du rapport azoturique.

Ces quelques considérations générales au sujet du rapport azoturique étant exposées, nous allons donner dans les tableaux I et II les résultats fournis par nos expériences.

TABLEAU I

DÉSIGNATION DES URINES de 24 heures (Expérience I)		VOLUMES d'azote uréique et d'azote total correspondant à une même quantité d'urine, à 0° et 760^{mm} dans l'air sec	RAPPORT de l'azote uréique à l'azote total	RAPPORT azoturique moyen (non compris les deux premiers jours du régime).
		cc.		
N° 1	*Urée* (moyenne de deux dosages).	14,34	0,891	
	Azote total..(id.).......	16,08		
N° 2	*Urée*........(id.).......	13,25	0,900	
	Azote total..(id.).......	14,71		
N° 3	*Urée*........(id).......	15,03	0,922	
	Azote total..(id.).......	16,29		
N° 4	*Urée*........(id.).......	15,27	0,916	0,920
	Azote total..(id.).......	16,66		
N° 5	*Urée*........(id.).......	16,81	0,920	
	Azote total..(id.).......	18,25		
N° 6	*Urée*.... ..(id.).......	15,81	0,924	
	Azote total..(id.).......	17,10		

Pour obtenir le rapport azoturique, il n'est pas nécessaire de déterminer les poids d'azote uréique et d'azote total de l'urine de chaque jour ; il suffit de prendre le rapport des volumes (correspondant à la même quantité d'urine de vingt-quatre heures) de ces mêmes corps, pourvu qu'ils soient dans des conditions physiques identiques. — On sait, en effet, que les poids d'un même gaz dont la température, la pression atmosphérique et l'état hygrométrique sont les mêmes, sont entre eux comme leurs volumes :

$$\frac{\text{Azote uréique}}{\text{Azote total}} = \frac{P}{P'} = \frac{\left[\dfrac{V_t}{1+\alpha t} \times \dfrac{H-f}{760}\right] 0,001256}{\left[\dfrac{V'_{t'}}{1+\alpha t'} \times \dfrac{H'-f'}{760}\right] 0,001256}$$

ou :

$$\frac{P}{P'} = \frac{V_o}{V'_o}$$

Nous n'avons mentionné dans nos tableaux, afin de ne pas les surcharger, que des volumes d'azote ramenés à 0° et 760 millim. dans l'air sec.

Nos dosages d'azote total ont été effectués par la méthode de Kjeldahl-Henninger perfectionnée comme nous l'avons indiquée. Quant à l'azote uréique, il a été dosé sur de l'urine déféquée par le sous-acétate de plomb, ainsi que l'ont fait presque tous les auteurs qui se sont occupés du coefficient azoturique.

A l'examen des résultats du tableau I, nous constatons que le fait que nous avions annoncé, relatif à l'équilibre nutritif, se trouve réalisé ici : — le rapport azoturique prend une valeur sensiblement uniforme à partir du *troisième jour* et égale en moyenne à 0,92, alors que si l'on prend la moyenne de tous les résultats on obtient un rapport égal à 0,904, bien différent, comme nous le voyons, du précédent.

Doit-on attribuer cette modification dans la valeur du rapport, seulement au changement de régime alimentaire, c'est-à-dire au passage d'un régime mixte (avant l'expérience) à un régime assez riche en matières albuminoïdes (pendant l'expérience) ? — ou bien, doit-on la faire dépendre (pour

ce rapport en particulier) du mode de dosage de l'azote
uréique?

La question qui se résoudrait d'elle-même ici, si nos
dosages d'azote de l'urée correspondaient à l'urée seule, se
complique de la présence de l'azote des sels ammoniacaux
normaux de l'urine et d'une partie de l'azote de la créatinine,
corps qui n'ont pas été précipités par le sous-acétate de plomb.
Or, il est démontré que la créatinine dans l'urine *augmente*
avec un régime animal et que ses variations peuvent être
considérées comme parallèles à celles de l'urée. Bien que les
lois d'élimination de l'ammoniaque soient moins connues,
nous savons cependant qu'elle augmente en général avec
une alimentation riche en viande. — De là à admettre que la
modification subie par le rapport azoturique est entièrement
due à la présence dans la solution uréique de ces deux corps
étrangers, il n'y aurait qu'un pas. — En tout cas, la question
de savoir si la *nature même de l'alimentation* (lorsqu'elle
est suffisante, bien entendu, pour maintenir l'équilibre dans
les échanges intra-organiques) a une influence sur le rapport
azoturique mérite d'être étudiée et nous nous proposons de
le faire incessamment en opérant sur de l'urine déféquée par
le réactif phosphotungstique. Cette influence, *non douteuse*,
ainsi que nous le constaterons sur d'autres rapports dont
les termes sont *moins complexes*, devient pour celui-là
presque incertaine, en raison de sa physionomie spéciale.
Néanmoins, tel qu'il est obtenu et bien que trop élevé en
valeur absolue, il peut encore rendre quelques services
lorsque l'on considère attentivement les variations qu'il subit,
une fois l'équilibre dans les échanges établi.

Dans le tableau II, nous n'avons rapporté que les résultats
recueillis à partir du *troisième jour* du régime qui est un
peu moins riche en viande que celui de la première expérience. Nous voyons que le rapport azoturique est sensible-

ment le même dans les cinq opérations et égal en moyenne à 0,914. Les poids d'urée et d'azote total n'offraient également que de très faibles écarts, preuve que nous suivions rigoureusement le régime que nous nous étions imposé.

TABLEAU II

DÉSIGNATION DES URINES de 24 heures (Expérience II)	VOLUMES d'azote uréique et d'azote total correspondant à une même quantité d'urine, à 0° et 760^{mm} dans l'air sec	RAPPORT de l'azote uréique à l'azote total	RAPPORT moyen (l'équilibre nutritif étant obtenu)
	cc.		
N°1 { Urée (moyenne de deux dosages). Azote total..(id.).......	12,23 13,37	0,915	
N°2 { Urée........(id.)....... Azote total..(id.)... ...	13,61 14,83	0,917	
N°3 { Urée........(id.)....... Azote total..(id.).......	15,10 16,60	0,910	0,914
N°4 { Urée........(id.)....... Azote total..(id.).......	16,16 17,70	0,913	
N°5 { Urée........(id.)....... Azote total..(id.).......	13,56 14,84	0,914	

Si nous considérions l'ensemble des résultats des deux expériences, nous obtiendrons un coefficient moyen égal à 0,917.

Nous pourrions multiplier les exemples en donnant les résultats provenant d'autres expériences instituées dans un but de recherches spéciales : les rapports qui en résultent sont tous voisins du précédent, l'urée étant dosée comme plus haut après traitement de l'urine par le sous-acétate de plomb.

Passons rapidement en revue les *rapports moyens* donnés par les auteurs :

D'après les chiffres de M. Ritter expérimentant sur *lui-même*, le rapport azoturique normal (tableau I, p. 12, moyenne de 14 analyses) est égal à 0,908.

Dans une deuxième expérience (tableau II, p. 28) le rapport azoturique normal (moyenne de 10 analyses) est 0,913.

Le tableau III, p. 52, donne comme moyenne de cinq analyses 0,918.

La moyenne générale pour les 29 analyses normales est 0,9114.

Dans ces analyses, M. Ritter a dosé l'azote total par le procédé de Seegen ; pour l'urée, il a employé le procédé de Liebig (en faisant les corrections de dilution et de chlorures). Pour M. Pierre Bayrac, le rapport azoturique (rapporté à 100 d'azote total) varierait chez les individus sains de 80 à 99 ; 87 est le chiffre qu'il a le plus souvent obtenu.

M. H. Thorion a trouvé, pour une expérience de 10 jours, un rapport azoturique moyen égal à 0,917. L'azote total était dosé par la méthode de Kjeldahl et l'urée au moyen des hypobromites alcalins en faisant usage du coefficient correcteur de Hüfner ; ses expériences étaient bien conduites.

Quelques expérimentateurs ont trouvé des chiffres plus faibles : ainsi, M. Huguet donne 0,84 ; d'autres on donné 0,85. Nous n'hésitons pas à dire que ces deux derniers résultats sont trop faibles.

Les moyennes indiquées par M. Ritter (0,9114) et par M. Thorion (0,917) concordent parfaitement avec celles trouvées par nous.

La moyenne 0,87 trouvée par M. Bayrac est un peu faible ; d'ailleurs, elle résulte d'analyses dont les résultats présentent des écarts considérables, et les expériences ont été faites sur des individus différents placés dans des conditions également différentes.

Le rapport moyen trouvé par nous et par M. Thorion est trop fort en valeur absolue, à cause de la présence des sels ammonicaux et de la créatinine ; nous pensons, d'après quelques déterminations que nous venons de faire en dosant l'urée seule, qu'il doit être compris entre 0,88 et 0,90 et se rapprocher de 0,89.

La valeur absolue du rapport azoturique peut encore varier — alors même qu'on opérerait sur des solutions uréiques complètement débarrassées de corps azotés étrangers — avec la *concentration* du réactif hypobromique et autres causes dont il a été question au chapitre II ; (nous envisageons seulement le cas, bien entendu, où le dosage de l'azote uréique aura été fait par réduction directe du volume gazeux à 0° et à la pression normale et non par comparaison avec une solution titrée d'urée pure).

Nous avons tenu à rapporter les chiffres trouvés par quelques auteurs, mais nous répétons que ce rapport considéré en valeur absolue et isolément n'offre qu'un intérêt de second ordre.

II. — **Rapport de l'urée à l'acide urique.**

Nous avons dit précédemment que nous ne connaissions pas encore d'une façon certaine l'*origine* et le *mode de formation* de l'acide urique non plus que ses *relations avec l'urée*; en donnant ici le rapport du poids de l'urée au poids de l'acide urique, nous sacrifions donc encore une fois à une vieille habitude qui s'était établie, grâce à cette théorie qui a fait considérer cet acide, jusqu'à ces dernières années, comme un produit d'*oxydation incomplète*, intermédiaire entre les matières albuminoïdes et l'urée. — Nous savons aujourd'hui que rien n'est moins démontré que cette assertion absolument théorique ; et, pour mieux s'édifier sur ce point, il suffit de considérer ce qui se passe, d'une part chez les reptiles et d'autre part chez les oiseaux : — les reptiles, dont les oxydations intra-organiques sont très affaiblies, éliminent presque tout leur azote à l'état d'acide urique ; les oiseaux, dont la respiration est très puissante et dont les processus d'oxydation sont au maximum d'activité, sécrètent également une énorme quantité de cet acide.

Quoi qu'il en soit, les variations de l'acide urique dans l'urine sont liées, pour une large part, à l'alimentation. D'après Lehmann, cité par Ritter, il y aurait entre l'urée et l'acide urique un rapport à peu près constant pour une nourriture déterminée.

Nous avons consigné dans le tableau ci-joint les résultats provenant de trois expériences dont les deux premières ont été faites sur le même sujet et la troisième sur un sujet différent. Les régimes des deux premières expériences (sujet A) sont presque identiques ; le premier, cependant, est un peu plus animalisé que le second.

DÉSIGNATION DES URINES	1re EXPÉRIENCE (sujet A)		2e EXPÉRIENCE (sujet A)		3e EXPÉRIENCE (sujet B)	
	QUANTITÉ d'acide urique par 24 heures	RAPPORT du poids de l'urée au poids de l'acide urique	QUANTITÉ d'acide urique par 24 heures	RAPPORT de l'urée à l'acide urique	QUANTITÉ d'acide urique par 24 heures	RAPPORT de l'urée à l'acide urique
Nos	gr.		gr.		gr.	
1	0,698	42,91	0,614	42,06	0,500	43,13
2	0,851	39,88	0.767	40,62	0,620	37,43
3	0,980	38,31	0,793	43,81	0,721	37,98
4	0,996	38,71	0,825	45,83	0,725	33,36
5	0,972	37,36	0,866	43,96	0,670	40,40
6	0,993	35,52	0,832	41,23	0,680	37,92
7	1,018	36,32	»	»	0,656	39,58
Rapports moyens		38,43		42,92		38,54

La considération des chiffres du tableau semble donner raison à l'opinion de Lehmann. En particulier, dans la première expérience (sujet A), on remarque une *uniformité* extraordinaire dans les résultats à partir du troisième jour du régime ; la quantité d'acide urique en valeur absolue est plus considérable que dans la deuxième expérience à cause de la différence des régimes que nous avons signalée ; enfin, on constate également l'*influence* due au changement de régime et l'on voit l'acide urique augmenter progressivement en valeur absolue jusqu'à équilibre nutritif, par suite d'une alimentation plus riche en matières protéiques.

Le rapport moyen de l'urée à l'acide urique étant essentiellement variable, nous ne rapporterons pas tous les chiffres donnés par les auteurs ; nous dirons simplement que Salkowski lui attribue une valeur moyenne comprise entre 50 et 60, et Lœsbich 45. M. Ritter a obtenu un rapport moyen égal à 47,28 pour l'ensemble de 29 analyses d'urines normales (régime mixte), mais avec un écart considérable pour les deux résultats extrêmes (mininum, 29 ; maximum, 78,36).

M. Thorion a trouvé un rapport moyen de 37,5 avec peu d'écart entre les résultats extrêmes et avec un régime comprenant 300 gr. de viande de bœuf, c'est-à-dire, très rapproché de celui qui a été suivi dans nos deux premières expériences ; aussi, son rapport moyen est-il voisin des nôtres.

La très faible variation dans nos résultats en acide urique et dans les rapports correspondants tient, selon toute évidence, à l'uniformité rigoureuse de notre régime.

Il eût été plus logique, sans doute, de prendre la moyenne des résultats à partir du troisième jour, ainsi que nous le faisons pour les autres rapports. Mais il est facile de voir, dans ce cas particulier, que l'erreur que nous avons commise de ce chef est insignifiante.

III. — Rapports de l'acide phosphorique à l'azote total et à l'azote uréique ou à l'urée, etc.

Les deux expériences du tableau suivant nous montrent un fait que nous avons déjà eu l'occasion de constater sur d'autres rapports, à savoir qu'une fois l'équilibre dans les échanges établi, le rapport de l'acide phosphorique à l'azote total ou à l'azote uréique conserve une valeur à peu près constante. Elles nous montrent encore, et cela d'une façon très nette et très apparente, l'influence indubitable du régime suivi. Cette influence est d'autant plus précieuse à observer ici, que les termes du rapport sont des éléments simples et dont les variations, par conséquent, ne peuvent être attribuées à d'autres causes.

A l'examen des résultats de chaque jour, nous pouvons remarquer qu'au début, l'azote total, l'azote uréique et l'acide phosphorique *augmentent* progressivement jusqu'au troisième jour, pendant que le rapport subit une *diminution* parallèle. Ce fait est dû à ce que l'acide phosphorique (dans le passage du régime mixte au régime plus riche en viande), augmente proportionnellement *moins* que les deux autres facteurs.

Ces diverses considérations imposent encore une fois cette conclusion : *le rapport moyen n'a d'utilité réelle que pour l'expérience dont il dérive.*

Néanmoins, nous croyons devoir donner ici les valeurs moyennes attribuées par quelques auteurs au rapport de l'acide phosphorique à l'azote total ou à l'azote uréique, que l'on désigne parfois sous le nom de rapport de Zuelzer, en raison de l'importance que ce dernier lui a attribuée.

MM. H. Beaunis, A. Gautier, Zuelzer indiquent que le rapport moyen est de 18 p. 100 d'azote (régime mixte).

Le chiffre que nous avons trouvé est plus faible; mais, si nous considérons le rapport du premier jour de l'expérience I, alors que le régime mixte n'a pas encore cessé de manifester son action sur les produits éliminés, nous voyons qu'ils est très voisin de 18. Si les résultats diffèrent dans nos deux expériences, cela tient aux régimes qui ne sont pas les mêmes.

EXPÉRIENCES	DÉSIGNATION des urines	POIDS D'AZOTE total A	POIDS D'AZOTE uréique B	POIDS D'ACIDE phosphorique C	RAPPORT de l'acide phosphor. à l'azote total 0/0 $\frac{C}{A}$	RAPPORT MOYEN	RAPPORT de l'acide phosphor. à l'azote uréique 0/0 $\frac{C}{B}$	RAPPORT MOYEN
	Nos	gr.	gr.	gr.				
Expérience I	1	14,973	12,053	2,639	17,60		21,90	
	2	16,469	14,541	2,614	15,87		17,97	
	3	18,187	16,213	2,673	14,70		16,36	
	4	19,253	17,648	2,803	14,56	14,61	15,88	16,00
	5	19,237	17,755	2,804	14,57		15,77	
	Nos	gr.	gr.	gr.				
Expérience II	1	15,520	13,980	2,261	14,57		16,17	
	2	17,070	15,838	2,363	13,84		14,92	
	3	18,905	17,477	2,309	12,53		13,55	
	4	18,598	17,543	2,370	12,74	12,58	13,51	13,55
	5	18,888	17,254	2,358	12,48		13,60	

Certains urologistes, au lieu de prendre le rapport de l'acide phosphorique à l'azote total ou à l'azote uréique, déterminent, les uns le rapport de l'*urée* à *l'acide phosphorique*, d'autres le rapport de l'*azote total* ou de l'*azote uréique* au *phosphore*, ou inversement. Il nous semble qu'il est plus simple d'exprimer le phosphore à l'état d'acide phosphorique, puisque c'est sous cette forme qu'il s'élimine (presque en totalité) dans l'urine. Peu importe, d'ailleurs, il est facile de passer d'un rapport à un autre, lorsque l'on connaît les coefficients numériques qui les relient.

Ainsi, si nous désignons par R le rapport de l'acide phosphorique à l'azote total, par R' celui de l'acide phosphorique à l'azote uréique, — sachant que l'acide phosphorique contient $\dfrac{31}{71}$ de son poids de phosphore et l'urée $\dfrac{7}{15}$ de son poids d'azote, on aura successivement :

$$\frac{\text{Azote total}}{\text{Phosphore}} = \frac{1}{R} \times \frac{71}{31}, \text{ ou } \frac{\text{Azote uréique}}{\text{Phosphore}} = \frac{1}{R} \times \frac{71}{31}$$

ou encore :

$$\frac{\text{Urée}}{\text{Acide phosphorique}} = \frac{1}{R'} \times \frac{15}{7}$$

on obtiendrait avec la même facilité les rapports inverses de ces trois dernières formes.

Le *rapport moyen de l'urée à l'acide phosphorique,* pour les 29 analyses d'urines normales de M. Ritter, précédemment citées, est égal à 10,72.

MM. Lépine et Jacquin n'indiquent pas de moyenne pour l'état physiologique ; la nature de l'alimentation, disent-ils, a une très grande influence sur ce rapport qui, d'après les recherches de Zuelzer, varierait du simple au double, selon que le sujet est soumis aux régimes exclusifs de viande ou de pommes de terre (aliment fort pauvre en azote).

M. le professeur E. Spehl de Bruxelles a trouvé, à l'état normal, un rapport moyen de 10 qui peut être modifié par une alimentation spéciale.

M. Thorion a observé un rapport un peu plus élevé, égal en moyenne générale à 13,62. (Il est toujours question, bien entendu, du rapport de l'urée à l'acide phosphorique.)

Si, d'après nos résultats, nous prenions le rapport de l'urée à l'acide phosphorique, nous obtiendrions pour l'expérience I (13,39) et pour l'expérience II (14,93), chiffres voisins de ceux de M. Thorion, mais avec des écarts moindres.

Dans une *troisième expérience*, faite sur un autre sujet, et dont nous n'avons pas rapporté les résultats pour ne pas surcharger le tableau, nous avons trouvé un rapport moyen de l'acide phosphorique à l'azote total égal à 14,72 p. 100 d'azote total.

Nous aurions pu parler ici d'un autre rapport moins connu, moins étudié, *le rapport du phosphore incomplètement oxydé au phosphore total;* mais la valeur physiologique du phosphore incomplètement oxydé est encore pleine d'obscurité.

IV. — **Rapports du soufre neutre (incomplètement oxydé) au soufre total, du soufre total à l'azote total et à l'azote uréique, ou inversement.**

La plupart des urologistes qui ont étudié l'élimination du soufre urinaire ont donné le nom de *soufre total* à la *somme des sulfates et phénols-sulfates* (soufre acide, soufre complètement oxydé) ; ils ont laissé de côté le *soufre neutre*. Les livres classiques d'analyses d'urine, ceux qui sont entre toutes les mains, ne mentionnent même pas ce dernier facteur dont l'importance, cependant, est loin d'être négligeable, ainsi que nous espérons le démontrer très prochainement. Il atteint environ le sixième du soufre total, soit 0 gr. 50 à peu près par vingt-quatre heures (exprimé en acide sulfurique).

L'élimination du soufre acide (soufre total des urologistes) a été étudiée fréquemment et nous possédons sur ce point un nombre considérable de moyennes. — Les recherches faites sur le soufre total, et tout particulièrement sur le soufre neutre, sont peu nombreuses et ne datent que de ces dernières années.

Le tableau suivant contient les *résultats moyens* de trois expériences différentés dont les deux premières ont été faites sur nous-même avec des régimes peu différents et la troisième sur un autre sujet.

Les moyennes données dans ce tableau correspondent aux analyses faites à partir du troisième jour de chaque régime, afin d'annihiler l'influence du régime antérieur.

EXPÉRIENCES	SOUFRE TOTAL, exprimé en SO^3 anhydre T	SOUFRE ACIDE (sulfates + phénol-sulfates) en SO^3 A	SOUFRE NEUTRE exprimé en SO^3 $T - A$	RAPPORT du soufre neutre au soufre total 0/0 $\frac{T - A}{T}$	AZOTE TOTAL	AZOTE URÉIQUE	RAPPORT du soufre total (en SO^3) à l'azote total 0/0.	RAPPORT du soufre total (en SO^3) à l'azote uréique 0/0
	gr.	gr.	gr.		gr.	gr.		
Moyennes des résultats de la 1re expérce (7 dosages) (sujet A).	3,2973	2,7827	0,5096	15,46	18,996	17,389	17,35	18,93
Moyennes des résultats de la 2e expérce (4 dosages) (sujet A).	3,1245	2,6357	0,4887	15,58	17,997	16,377	17,36	19,07
Moyennes des résultats de la 3e expérce (8 dosages) (sujet B).	2,258	1,8128	0,4451	19,71	13,245	12,269	17,047	18,40

Pour que les résultats soient comparables, il est nécessaire d'exprimer tous les soufres sous la même forme chimique. Nous avons choisi l'acide sulfurique anhydre, parce que c'est à l'état complètement oxydé que s'élimine la majeure partie du soufre urinaire; mais nous aurions pu les exprimer en soufre simplement. — Ce n'est là qu'une question de détail : l'acide sulfurique anhydre contenant les deux cinquièmes de son poids de soufre, il suffirait de multiplier les résultats du tableau par 0,4 pour avoir la quantité du soufre correspondant à chacun d'eux.

Le rapport moyen p. 100 du soufre incomplètement oxydé au soufre total, pour les trois expériences, est égal à 16,91. — Pour les deux premières expériences effectuées sur le même sujet, les rapports sont pour ainsi dire *identiques* et leur moyenne donne 15,52.

On constate une analogie peut-être encore plus parfaite, lorsque l'on considère, dans les deux premières expériences, les *rapports moyens* du *soufre total* (en SO^3) à *l'azote total*. Cette analogie se poursuit jusque dans les valeurs absolues moyennes.

Le *parallélisme* qui existe entre l'élimination du soufre et de l'azote, et qui ne se rencontre pas au même degré pour les autres éléments urinaires, n'a pas lieu de nous surprendre, quand on songe que ces deux corps ont l'un et l'autre pour origine les matières protéiques dont ils font partie intégrante de la constitution.

Il y a cependant une réserve à faire en ce qui concerne le soufre : une partie provient de la présence dans l'alimentation de *sulfates urinaux* qui ne font que traverser l'organisme sans se transformer (sulfates préformés) et qui peuvent subir des variations en valeur absolue si le régime n'est pas parfaitement observé. Mais, dans une expérience *rigoureusement dirigée*, on conçoit que le soufre total puisse servir, au même titre que l'azote total et à part le degré de précision, à la mesure de la désassimilation des substances albuminoïdes.

Les considérations précédentes donnent l'explication des faits suivants fournis par les expériences, à savoir, que les diverses formes de soufre urinaire sont modifiées par l'alimentation et augmentent avec un régime animalisé, et que leurs rapports sont également influencés par la nature du régime.

Voici, d'après les auteurs qui se sont occupés de la question, les quantités de soufre neutre éliminées par un adulte bien portant (en représentant le soufre total comme égal à 100) :

16 à 17 p. 100 (Salkowski)	16, 9 p. 100) (Beck et Béné-
14 p. 100 (Stadthagen)......	18, 3 p. 100) dickt).
25,6 p. 100 (Heffter).........	17 p. 100 (Voirin).
20 p. 100 (Lépine et Guérin)..	19,71 p. 100) expériences
	15,52 p. 100) personnelles.

Le résultat donné par Heffter est certainement trop élevé et ne correspond pas à un rapport normal.

Il est quelquefois intéressant d'établir le rapport du soufre acide et du soufre neutre à l'azote total et à l'azote uréique ; il est facile de le faire avec les éléments du tableau précédent.

Enfin, on peut trouver plus commode de prendre le rapport de l'azote total au soufre total (exprimé en soufre) : dans la première expérience, ce rapport serait de 14,32 ; dans la deuxième, de 14,40, et dans la troisième de 13,77.

Pour le même rapport, M. Thorion a trouvé 14,52 et M. Voirin 13,45 (moyennes de 10 dosages dans chaque cas).

Remarque. — Nous ne voyons pas l'utilité d'indiquer ici un plus grand nombre de rapports urinaires. — Toutefois nous pouvons encore citer le *rapport de l'urée aux matériaux fixes* de l'urine qui offre un certain intérêt. Ce rapport, d'après nos expériences, est environ égal à 60 p. 100 des matières fixes. Il varie suivant que le résidu fixe a été déterminé au *B-M, et à l'étuve à 100°*, ou dans le *vide* en présence d'acide sulfurique. — Tandis que dans le dernier cas, on obtient très sensiblement le poids exact des matières fixes, dans le premier, au contraire, le résultat est toujours trop faible, à cause des pertes appréciables qui se produisent sous l'influence de la chaleur ; il en résulte que le rapport de l'urée aux matières fixes est *trop grand*.

Si le résidu fixe de l'urine a été pris à 100°, pour avoir des nombres comparables, on devra soumettre chaque prise d'essai à l'action de la chaleur pendant le *même temps*. De cette façon, les rapports correspondants, bien que n'offrant pas encore toutes les garanties voulues, méritent, cependant, une certaine confiance.

En résumé, nos expériences sur les rapports urinaires établissent qu'il n'est pas absolument nécessaire de constater, dans les résultats, des variations à grande amplitude pour se convaincre de leur existence, — pourvu que le sujet ait suivi un régime rigoureusement uniforme, que l'on se soit entouré de toutes les précautions désirables et que l'on ait employé des méthodes de dosage exactes. — On peut poser en principe que, pour avoir toute certitude l'expérimentateur devra lui-même servir, chaque fois que la chose sera possible, de sujet d'expérience.

CONCLUSIONS

Il nous serait bien difficile, pour ne pas dire impossible, de
rappeler ici, en quelques propositions, toutes les objections
qui ont été soulevées et toutes les remarques qui ont été faites
au cours de ce travail, — bien que nous sachions qu'en analyse
chimique, comme dans toutes les sciences expérimentales
d'ailleurs, le succès d'une expérience dépende souvent de la
façon plus ou moins scrupuleuse dont on a observé certains
détails paraissant accessoires au premier abord.

Nous nous bornerons donc à résumer les principales conclusions.

I. — **Azote total**.

1° a) Il n'existe, pour le dosage de l'azote total de tous les
corps (et de l'urine en particulier), qu'une seule méthode
générale, irréprochable et absolument sûre, c'est la
méthode de Dumas.

2° Pour l'appliquer aux urines, on emploiera très avantageusement la modification proposée par M. A. Gautier.

3° Il n'y a qu'un reproche à adresser à cette méthode
(nous nous plaçons surtout ici au point de vue du physiolo-
giste) : elle est longue, minutieuse et exige de véritables
qualités de chimiste. Il n'est guère possible d'en faire usage
que dans quelques dosages isolés ; toutefois, son application
deviendra *obligatoire*, chaque fois que d'autres méthodes
plus simples ne fourniront pas de résultats exacts.

4° b) Doivent être *rejetées les méthodes par la chaux
sodée*, d'une façon générale, et particulièrement la méthode

de *Seegen*, comme donnant des résultats trop faibles. (Observations de MM. A. Gautier, Cazeneuve et Hugounencq, Garnier et Schlagdenhauffen.)

5° c) Les *méthodes de Kjeldahl et Kjeldahl-Henninger* ne différant entre elles que par le moyen employé pour doser l'azote du sulfate d'ammoniaque formé, et *non par la combustion de la matière* par l'acide sulfurique, les erreurs (s'il y en a) ayant pour origine cette dernière opération se manifesteront dans l'une et l'autre méthode.

6° La *combustion* par l'acide sulfurique se fait facilement, ne réclame aucune *surveillance spéciale*, une fois la température réglée, et permet de conduire *plusieurs opérations* en même temps.

7° Pour certaines substances appartenant aux dérivés azoïques, aux hydrazines, etc., l'acide sulfurique ne parvient pas à dégager de leur molécule tout l'azote à l'état de sulfate d'ammoniaque. Dans ces circonstances, la méthode de Dumas est indiquée.

8° Le dosage de l'azote par *distillation de l'ammoniaque* au moyen de l'appareil de Schlœsing est une opération qui donne de bons résultats quand elle est bien conduite, mais qui, en raison du temps et de la grande attention qu'elle exige, n'est pas d'un usage pratique quand il s'agit de faire une série d'analyses, comme il arrive fréquemment dans les expériences de chimie physiologique.

9° d) *Dans ces conditions,* la *détermination volumétrique* de l'azote au moyen des hypobromites alcalins *(méthode de Kjeldahl-Henninger)* rend de *véritables services*. Cette méthode est, en effet, beaucoup plus simple; elle est plus rapide, elle exige une moins grande surveillance; elle est à la portée d'opérateurs moins initiés aux choses de la chimie; et enfin, elle peut fournir, avec un peu d'expérience, de bons instruments, et en se renfermant dans les conditions que nous avons déterminées, des résultats qui ne sont pas (ou peu) inférieurs à ceux donnés par la distillation.

Elle permet de faire rapidement, sur la même prise de matière, plusieurs essais successifs qui se servent de contrôle. — On ne retrouve pas le même avantage dans la méthode de Kjeldahl proprement dite dont la distillation porte sur toute la prise de matière et qu'on ne peut recommencer qu'en faisant une nouvelle combustion.

10° On évitera facilement les *pertes d'ammoniaque,* pendant la saturation de la liqueur acide, avec le *dispositif* que nous avons indiqué.

11° Avec des urines de *moyenne concentration*, on introduira la solution de sulfate d'ammoniaque, provenant du traitement sulfurique, dans un *flacon jaugé de 50 centim. cubes*, de façon à dégager, dans chaque essai, l'azote correspondant à *2 centimètres cubes* d'urine.

12° Avec certaines urines *très riches en urée sous un petit volume*, on pourra se contenter d'un flacon de 100 centim. cubes et dégager l'azote de 1 centim. cube d'urine seulement.

13° Il y a *impossibilité*, à la température ordinaire, de faire usage d'un vase de *50 centim. cubes* lorsque l'on a employé pour la combustion 5 *centim. cubes d'acide sulfurique* (dose ordinairement fixée) avec *10 centim. cubes d'urine*. Il se produit, dans ces conditions, une *cristallisation de sulfate de soude* qui devient très gênante dans la prise d'essai et qui est en même temps une source d'erreurs.

14° On *évitera cet inconvénient* en opérant la combustion (avec *4 centim. cubes d'acide sulfurique* pour *10 centim. cubes d'urine*, ou mieux encore, avec *5 centim. d'acide pour 20 centim. cubes d'urine*).

15° Si l'opération est faite en prenant 5 centim. cubes

d'acide et 20 centim. cubes d'urine, on peut se servir soit d'un flacon de 100 centim. cubes, soit d'un flacon de 50 centim. cubes. Dans le premier cas, on dégage l'azote de 2 centim. cubes d'urine, dans le second, de 4 centim. cubes d'urine (urines très diluées).

16° La *durée d'une combustion*, une fois l'eau éliminée, est surtout en rapport avec la *chaleur* fournie au mélange acide dans un temps donné ; elle peut varier du simple au double. Toutefois, on évitera une ébullition trop accentuée de l'acide sulfurique.

17° En faisant usage de l'*uréomètre à mercure* que nous avons décrit, on obtient des résultats uniformes et présentant entre eux des différences insignifiantes. Le *support spécial* de la cuve facilite la manœuvre opératoire et évite des pertes de mercure.

Le *nouvel uréomètre à eau* que nous avons imaginé fournit également des résultats d'une grande précision.

18° Sous l'influence des hypobromites alcalins, l'azote de l'ammoniaque ne se dégage pas tout à fait *complètement* du milieu réagissant. La *quantité absorbée* varie avec divers facteurs, en particulier, avec la température, la pression, la concentration du réactif.

Il y a deux moyens d'éviter cette cause d'erreur :

19° 1) La détermination *directe* de la quantité d'azote, en ramenant à 0° et 760 millim. le volume obtenu après addition à la liqueur ammoniacale de 1 centim. cube de *solution de glucose* chimiquement pure à 20 ou 25 p. 100.

20° 2) La détermination par *comparaison* des résultats obtenus avec ceux fournis par une solution titrée d'un sel ammoniacal (chlorhydrate ou sulfate d'ammoniaque).

21° Ce dernier moyen est *préférable* à la détermination directe lorsque les deux termes de la comparaison ont été obtenus dans les *mêmes conditions* : Ainsi, la température et la pression ne doivent pas *changer* d'un dosage à l'autre ; les volumes d'azote obtenus avec la quantité *connue* et la quantité *inconnue* d'ammoniaque doivent être à peu près égaux ou pas trop différents ; enfin, il est bon d'employer, autant que possible, les mêmes volumes de réactifs et de liqueur azotée, de façon à obtenir (pour les deux dosages) un *milieu réagissant de même état*.

22° L'emploi d'une liqueur titrée permet de supprimer les indications *barométriques et thermométriques*.

INFLUENCE DES DIVERS AGENTS MIS EN ŒUVRE DANS LA MÉTHODE DE KJELDAHL-HENNINGER

23° a) *L'acide sulfurique pur et concentré suffit* largement dans la méthode de Kjeldahl appliquée aux urines.

24° b) L'emploi d'acide *sulfurique fumant* ou des mélanges *d'acide sulfurique et d'acide phosphorique anhydre* n'est pas nécessaire et offre même quelques inconvénients.

25° c) Le *permanganate de potasse est le seul, de tous les adjuvants*, qui ne produise pas de perte d'azote ou qui ne donne pas lieu à une action chimique secondaire. Mais le *précipité* brun de peroxyde de manganèse qui se forme dans l'uréomètre par l'action de l'hypobromite de soude, constitue un *obstacle mécanique* au dégagement du gaz, que l'on fait disparaître à peu près entièrement par des secousses fréquentes imprimées à l'uréomètre.

26° d) On constate les mêmes phénomènes dans l'emploi du *bioxyde de manganèse* qui est, d'ailleurs, d'un usage moins commode que le permanganate de potasse.

27° En outre, l'appréciation du *terme de la saturation* de la liqueur acide, avec le phénolphtaléine comme indicateur, devient plus difficile.

28° *e) L'emploi du sulfate de cuivre* ou de *l'oxyde de cuivre* comme oxydants *doit être rejeté.*

29° Il se produit dans l'uréomètre, en présence du réactif hypobromique, un *dégagement régulier d'oxygène* à la température de l'expérience, et un *précipité brun rougeâtre* de peroxyde de cuivre prend naissance.

30° *f) Le mercure,* qui rend de véritables services dans la méthode de Kjeldahl *proprement dite,* donne, au contraire, des résultats *absolument inexacts* lorsqu'on dose *volumétriquement* l'azote au moyen des hypobromites en solution alcaline.

31° L'erreur tient à la formation exclusive, ou presque exclusive, *pendant la saturation de la liqueur acide,* d'un composé ammoniaco-mercurique qui se *précipite* et que l'analyse nous a montré être du *sulfate de tétramercurammonium.*

(On peut déduire de là un procédé de préparation de ce sel en partant du sulfate d'ammoniaque.)

32° Ce précipité, en cas de *filtration* (MM. Petit et Monfet), reste sur le filtre; la quantité d'azote qui lui correspond *échappe donc entièrement* à l'action de l'hypobromite de soude et constitue une *perte nette.*

33° Si l'on ne *filtre pas,* et qu'on agisse sur le mélange de la liqueur et du précipité, il en résulte de grosses difficultés dans la prise d'essai, et le *résultat, toujours erroné, varie avec la durée de la réaction* qui peut se prolonger un nombre d'heures assez considérable et donner lieu alors, en dehors de l'azote, à un *dégagement d'oxygène.* Cet oxygène provient de la décomposition de l'hypobromite et constitue une *nouvelle cause d'erreur.*

34° En résumé, dans la méthode de Kjeldahl-Henninger, le mercure doit être rejeté.

35° *L'oxyde mercurique* et le *sulfate mercurique* jouent le même rôle que le mercure.

36° g) *L'usage du perchlorate de potasse pour favoriser l'oxydation* dans le dosage de l'azote total par la méthode de Kjeldahl donne lieu, d'une façon constante, à une *perte d'azote*.

37° Cette perte, se produisant *pendant la combustion*, se manifestera aussi bien dans les résultats fournis par la méthode de Kjeldahl proprement dite que dans ceux donnés par la méthode de Kjeldahl-Henninger.

38° Pour une même quantité de perchlorate de potasse, la perte est sensiblement *proportionnelle* au sulfate d'ammoniaque formé, c'est-à-dire à la quantité d'azote de l'essai.

39° Inversement, pour une même quantité de sulfate d'ammoniaque formé, la perte est proportionnelle au perchlorate de potasse employé, jusqu'à une certaine *limite maxima*, variable elle-même avec le sulfate d'ammoniaque en présence.

40° Cette perte maxima se *rapproche du quart de l'azote total*, tout en lui étant d'une façon générale, légèrement supérieure.

41° h) La perte d'azote dans une opération de Kjeldahl effectuée sur un *chloroplatinate d'ammoniaque ou d'alcali organique*, ou après *addition de chlorure platinique* à un *sel ammoniacal* (ce qui ramène au premier cas), varie en *raison directe* de la quantité de *chloroplatinate* ou de *chlorure de platine*, en d'autres termes, proportionnellement à la *quantité de chlore* de ces corps.

42° La perte est égale aux *trois quarts* de l'azote du chloroplatinate d'ammoniaque de l'opération dans le cas où on agit sur le chloroplatine d'ammoniaque directement, ou lorsqu'on ajoute du chlorure de platine à une solution de chlorhydrate d'ammoniaque, ce qui revient au même.

43° Elle est égale à la *moitié* dans le cas où le chlorure de platine est ajouté à une solution de sulfate d'ammoniaque.

44° Cette perte est déterminée par la *limite de la somme des termes d'une progression géométrique décroissante* dont la raison est toujours 1/3 et dont la valeur du premier terme varie suivant le cas.

45° A la suite de cette étude, il y a lieu de penser que les procédés indiquant l'emploi du chlorure de platine comme adjuvant dans la méthode de Kjeldahl (Ulsch, etc.) doivent produire une perte d'azote.

46° *i*) Nous ne saurions dire si le *bichromate de potasse*, proposé par Krüger dans ces derniers temps, donne de bons résultats dans la méthode de Kjeldahl proprement dite, mais il n'est *pas possible* d'en faire usage dans le dosage de l'azote par le procédé volumétrique.

47° *j*) Quant à l'*oxalate neutre de potasse*, nous ne pensons pas qu'il soit d'une grande utilité.

48° *k*) Dans l'application de la méthode de Kjeldahl-Henninger à des produits de l'économie autres que l'urine (lait, sang, etc.), on se basera, pour la prise d'essai, sur la *richesse en azote* de la substance, et pour la quantité d'acide sulfurique à employer, on sera guidé par la *teneur en matière organique*.

II. — Azote uréique et urée.

1° *a*) Le dosage de l'urée par *l'azotate mercurique (procédé Liebig*) donne des résultats inexacts.

2° Avec la modification que Pflüger a apportée à ce procédé et qui complique l'opération, les résultats sont encore incertains.

b) *Procédés de dosage de l'urée par l'acide azoteux :*

3° Le *procédé Boymond* par les pesées n'est pas pratique et comporte quelques erreurs.

4° Le *procédé Gréhant* rend des services dans les laboratoires de physiologie ; mais il nécessite un appareil coûteux, et le réactif paraît agir sur quelques matières azotées de l'urine autres que l'urée.

5° Le *procédé Bouchard* pourra rendre des services en clinique ; il est ingénieux, très simple et n'exige pas l'intervention de la chaleur. Mais il ne conviendrait pas de l'employer pour des expériences délicates.

c) Dosage de l'urée par transformation en ammoniaque et acide carbonique :

6° Les procédés *Bunsen et Heintz* doivent être rejetés.

7° Le procédé *Cazeneuve et Hugounencq* peut donner de bons résultats, mais il n'est pas pratique.

8° Le *procédé Pflüger* (modification du procédé Bunsen) est l'un des *plus exacts que nous possédions*, mais il est beaucoup trop long et offre certaines difficultés. On peut en faire usage pour une opération isolée; la chose n'est plus possible, s'il s'agit de toute une série d'analyses.

9° *d) Le procédé Miquel (transformation de l'urée en carbonate d'ammoniaque sous l'influence des ferments)* est original et simple. Mais, nous pensons qu'avant de l'accepter comme procédé sûr, il est bon de le soumettre de nouveau à l'expérimentation.

e) Procédés basés sur l'action des hypobromites alcalins :

10° Il y a impossibilité d'obtenir l'*azote uréique seul*, en faisant agir directement le réactif hypobromique sur l'urine.

11° L'hypobromite de soude décompose, dans l'urine, des *éléments azotés autres* que l'urée : *acide urique, crétinine, guanine, sels ammoniacaux, albumine* (urines albumineuses).

12° Pour obtenir l'azote uréique, il est donc de toute nécessité d'éliminer ces différents corps.

13° Deux procédés peuvent être employés : 1° le *sous-acétate de plomb*; 2° l'*acide phosphotungstique*.

14° Le sous-acétate de plomb ne précipite ni la *créatinine*, ni la *guanine*, ni les *sels ammoniacaux* qui influent d'une façon manifeste sur le *rendement en azote* et qui augmentent le *rapport* de l'azote uréique à l'azote total.

15° L'acide phosphotungstique *élimine* l'ensemble des matières extractives sur lesquelles agit l'hypobromite de soude.

16° L'azote de l'*urée pure* n'est pas dégagé *entièrement* de la solution par le réactif hypobromique.

17° Il faut en attribuer la cause : 1° à la *décomposition incomplète de l'urée*; 2° à une *absorption d'azote* par le milieu réagissant.

18° La décomposition de l'urée est plus complète avec un réactif *riche en alcali*.

19° Avec des *solutions d'urée concentrées*, on obtient moins d'azote, toutes choses égales d'ailleurs.

20° Dans l'action des hypobromites sur l'urée, il se formerait des *azotates* (Fauconnier, Méhu) ou des *cyanates* (Feuton). L'*addition de glucose* empêche la formation de ces corps et permet à l'azote de se dégager.

21° Dans le dosage de l'azote uréique, on fait disparaître les erreurs dues au dégagement incomplet d'azote, en se servant d'une *solution titrée d'urée*, ou bien en ajoutant à l'opération 1 centim. cube de *solution de glucose* à 20 ou 25 p. 100. On suivra les indications que nous avons données à ce sujet.

22° On peut rendre *pratique*, d'une façon très simple, l'emploi de l'*acide phosphotungstique* pour le *dosage exact de l'azote uréique* ou *de l'urée* au moyen des hypobromites alcalins. On déterminera ainsi, beaucoup plus exactement qu'avec le sous-acétate de plomb, la *valeur du rapport* de l'azote uréique à l'azote total.

L'azote de l'urée étant connu exactement, par différence avec l'azote total, on aura l'azote correspondant aux *matières extractives azotées*.

23° Une condition *indispensable* pour obtenir des résultats exacts dans le dosage de l'azote uréique (et aussi de l'azote total) est d'être en possession d'*un bon uréomètre*.

24° Un bon uréomètre doit être d'un maniement commode et simple ; la lecture du volume gazeux doit pouvoir se faire facilement ; il doit être gradué en dixièmes de centim. cube.

Les tubes de raccordement en caoutchouc et les bouchons doivent être supprimés et le nombre de robinets réduit au minimum (un seul).

S'il y a une *chambre à air*, elle doit avoir une capacité très faible ; la température *initiale* et la température *finale* doivent être identiques.

Le gazogène et le gazomètre doivent être plongés dans le *même milieu*.

S'il n'y a pas de chambre à air, la température initiale n'a aucune importance.

25° Les avantages présentés par l'*uréomètre à mercure* que nous avons décrit sont : « Une seule pièce, un seul robinet, pas de tube de raccordement, pas de bouchon, peu volumineux, plonge tout entier dans la cuve à eau, pas de chambre à air. »

26° Le *nouvel uréomètre* que nous avons imaginé offre exactement *les mêmes avantages* que l'uréomètre à mercure précédent. Il n'en diffère que par la chambre à air qu'il n'est pas possible de supprimer entièrement, mais dont les dimensions sont excessivement faibles ; nous avons démontré qu'elle ne pouvait avoir aucune influence sur l'exactitude des résultats. Il répond à toutes les exigences théoriques et pratiques. Il est beaucoup moins dispendieux que l'uréomètre à mercure, puisqu'il supprime l'emploi de ce métal, de la cuve et du support.

III. — **Soufres urinaires.**

Nous renvoyons au chapitre III pour tout ce qui concerne le dosage des différentes formes de soufre urinaire. Nous dirons simplement ici que :

27° 1) Dans le dosage de l'acide sulfurique des sulfates et des *phénols-sulfates* on ne devra pas faire usage de la *méthode de Baumann*.

28° 2) Dans le dosage du soufre total, on se servira d'un *creuset de porcelaine* de préférence au *creuset d'argent*, pour les raisons que nous avons données.

IV. — **Principaux rapports urinaires.**

Comme pour les soufres, nous renvoyons au chapitre IV pour les détails relatifs aux rapports urinaires. Il nous suffira de dire ici que :

29° 1) Les *rapports urinaires moyens considérés isolément* n'ont qu'une valeur physiologique insignifiante et par suite n'offrent qu'un intérêt médiocre.

30° 2) Dans les expériences physiologiques où le sujet est soumis à un *régime rigoureusement uniforme* et se trouve placé dans les *mêmes conditions* (pendant toute la durée de l'expérience), les rapports urinaires peuvent rendre des services et donner des indications utiles.

31° 3) On ne doit tenir compte des résultats que lorsque l'*équilibre* dans les échanges intra-organiques est établi.

32° En général, cet équilibre se produit à partir du *troisième jour* du régime alimentaire.

BIBLIOGRAPHIE

C. Arnold. — *Archiv. der Pharm.*, 3e série, t. XXIII, p. 177.

— *Zeitschr. f. anal. Chem.*, t. XXIV, p. 454.

A. V. Asboth. — *Chem. Centralbl.*, 1886, p. 101.

H. Baunis. — *Physiologie*, 1888, t. II, p. 167.

Boymond. — *De l'urée.* Thèse Paris, 1872.

B. Bayrac. — Thèse de Lyon, 1887.

Bouchard. — *Tribune médicale*, 22 janvier 1874.

A. Baumann. — *Landwirthschaftl. Versuchsstationen*, 1886, p. 255.

— *Zeitschr. f. physiol. Chem.*, t. I, p. 70.

— *Zeitschr. analyt. Chem.*, t. XVII.

Cazeneuve et **Hugounencq.** — *Journ. ph. et chimie*, 15 septembre 1887, p. 248.

— *Bull. Soc. chim.*, t. XLIX, p. 901, 1888.

Davy. — *J. f. prakt. Chem.*, t. LXIII, p. 188.

Denigès. — *Bull. Soc. ph. de Bordeaux*, 1895.

— *Annales des maladies des organes génito-urinaires*, t. II, p. 580.

Dietrich. — *Zeitschr. f. anal. Chem.*, v. 44.

Esbach. — *C. R. de la Soc. biol.*, 1873.

— *Gazette médicale*, 1873, p. 284 et 331.

— *Bull. thérap.*, août 1874 et 1879.

Fresinius. — *Traité d'analyse chimique.*

Fauconnier. — *Bull. Soc. chimiq. de Paris*, t. XXXIII, p. 102.

Feuton. — *J. of the Chem. Societ.*, t. XXXIII, p. 102.

Gréhant. — *Revue scientifique*, 18 novembre 1871.

Garnier et **Schlagdenhauffen.** — Analyse chimique des liquides et des tissus de l'organisme. *Encyclop. chimiq.*

A. Gautier. — *Traité de chimie biologique*, 1892.

Garnier. — *Journal ph. et chimie*, juin 1887.

Hüfner. — *Zeitschr. f. physiol. Chem.*, t. I, p. 350.

M. Jodlbauer. — *Chem. Centralbl.*, 1886, p. 433.

E. Jungfleisch. — *Manipulations chimiques.*

Knop. — *Chemisch. Centralbl.,* 1860, p. 214 et 244 ; 1870, p. 132 et 294.

— *Zeitschr. f. anal. Chem.,* t. V, p. 38 à 40 ; t. XXV, p. 301.

Kjeldahl. — *Zeitschr. f. anal. Chem.,* XXII, p. 366.

P. Kulisch. — *Zeitschr. f. anal. Chem.,* XXV, p. 149.

Kreusler. — *Zeitschr. f. anal. Chem.,* XXIV, p. 393 et 453.

Krüger. — *D. ch. G.,* t. XXVII, p. 609, et *Bull. Soc. chimiq. de Paris,* 20 juin 1894, p. 875.

Lecomte. — *C. R. Acad.,* t. XLVII, p. 237, 1858.

Lépine et Jacquin. — Sur l'excrétion de l'acide phosphorique par l'urine dans ses rapports avec celle de l'azote. *Revue mensuelle,* 1879.

Lépine et Flavard. — *C. R.,* t. XCI, 1880.

Lépine et Guérin. — *Revue de médecine,* 1881.

Lépine et Guérin. — *C. R.,* t. XCVII, 1883.

Musculus. — *C. R. de l'Acad. des sciences,* 12 janvier 1874.

P. Miquel. — Recherche sur le bacillus ferment de l'urée. *Bull. Soc. chimiq.,* 1878, t. XXXI, p, 391 ; et 1879, t. XXXII, p. 126.

— Étude sur la fermentation ammoniacale et sur les ferments de l'urée. *Annales de micrographie,* 1889, 1890, 1891.

— *C. R.,* 1890, t. III, p. 397 et 501.

— *Bull. Soc. chimiq.,* 3ᵉ série, t. V, 1891, p. 826.

Méhu. — *Bull. Soc. chimiq.,* t. XXXIII, p. 410.

G. Neubauer et J. Vogel. — *De l'urine et des sédiments urinaires,* 2ᵉ édit. française, 1877.

E. Pflüger. — *Ses archives,* t. XXI, p. 248, 1880, et *Zeitschr. f. analyt. Chem.,* t. XIX, p. 375.

E. Pflüger et K. Bohland. — *Zeitschr. f. anal. Chem.,* t. XXIV, p. 635 et 299.

— *Archiv. f. d. gesammt. Physiolog.,* t. XXXV, p. 454, et t. XXXVI, p. 102.

Péligot. — *Ann. chim.,* t. CLXXVI, p. 282.

A. Petit et P. Monfet. — Dosage rapide de l'azote organique et spécialement de l'azote total de l'urine. *Journal de pharmacie et de chimie,* du 15 mars 1893.

E. Ritter. — Thèse de doctorat ès sciences, 1872.

Schutzenberger. — *Chimie générale.*

Salkowski. — *Centralblatt für D. med., Wiss.,* 1872.

— *Virchow's Archiv.,* t. LVIII.

— *Zeits. für physiol. Chem.,* t. X, 1886.

E. Spehl. — Étude expérimentale de quelques facteurs intervenant dans la sécrétion urinaire. 2ᵉ *Congrès international de physiologie*. Notice de Léon Frédéric. Liège, 1892.

A. Stcherbach. — Contribution à l'étude de l'influence de l'activité cérébrale sur l'échange d'acide phosphorique et d'azote. *Archives de médecine expérimentale*, 1893 ; et *Vratch*, 1888, nᵒˢ 42 et 43.

H. Thorion. — Thèse de Nancy, 1893.

P. Voirin. — Thèse de Nancy, 1894.

Voit et **Seegen.** — *Virchow's Archiv.*, t. XXIX, p. 364, 1864.

Seegen. — *Virchow's Archiv.*, t. XXIX, p. 564, 1864.

W. P. Washburne. — *Bull. Soc. chimiq.*, 1876, t. XXV, p. 498.

H. Wilfarth. — *Chem. Centralbl.*, 3ᵉ série, XVI, p. 17 et 113.

A. Villiers. — *Traité d'analyse chimique quantitative.*

Yvon. — *C. R. Soc. biologie*, 1872, p. 217.

— *Bull. Soc. chimiq. de Paris*, t. XIX, p. 3.

— *Manuel clinique de l'analyse des urines.*

Zuelzer (W.) — Ueber das Verhæltniss der Phosphorsœure zum Stickstoff im Urin. *Archives de Virchow*, 1876, t. LXVI, p. 233.

TABLE DES MATIÈRES

IMPRIMERIE LEMALE ET Cie, HAVRE.

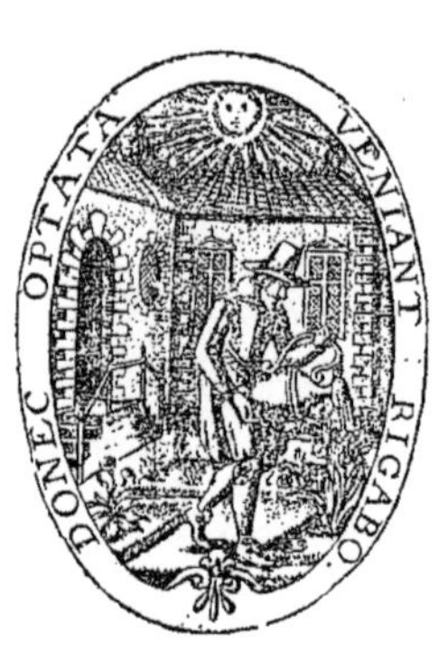

IMPRIMERIE LEMALE ET Cie, HAVRE